Ralf Moll & Gisela Held

Schlank

GOLDMANN
Lesen erleben

Buch

Wussten Sie, dass ein übersäuerter Stoffwechsel nicht abnehmen kann? Erfolgsautor und Ernährungswissenschaftler Ralf Moll zeigt, wie man mit der Säure-Basen-Diät nicht nur sanft und einfach Pfunde verliert, sondern auch den Stoffwechsel reguliert und ganz nebenbei Alltagsbeschwerden wie Kopfschmerzen und Müdigkeit schwinden lässt. Das Ernährungskonzept ist dabei ebenso überzeugend wie klar und einfach. Die Rezepte sind abwechslungsreich und verlocken zum Nachkochen.

Autoren

Ralf Moll hat Oecotrophologie studiert und arbeitete mehrere Jahre in einer Fasten- und Ernährungsklinik in Villingen. Seit über 20 Jahren führt er das Säure-Basen-Programm in seinem Fastenwanderzentrum im Schwarzwald, in der Toskana und auf der Kanareninsel La Palma durch. Ralf Moll ist Autor mehrerer Bücher und zahlreicher Publikationen in verschiedenen Fachzeitschriften.

Gisela Held ist ganzheitliche Ernährungsberaterin in eigener Praxis, Fastenleiterin und Yogalehrerin.

Ralf Moll & Gisela Held

Schlank STATT SAUER

Sanft abnehmen
mit der Säure-Basen-Diät

GOLDMANN

Sollte diese Publikation Links auf Webseiten Dritter enthalten, so übernehmen wir für deren Inhalte keine Haftung, da wir uns diese nicht zu eigen machen, sondern lediglich auf deren Stand zum Zeitpunkt der Erstveröffentlichung verweisen.

Dieses Buch ist auch als E-Book erhältlich.

MIX
Papier aus verantwortungsvollen Quellen
FSC® C106600
FSC www.fsc.org

Verlagsgruppe Random House FSC® N001967

1. Auflage
Vollständige Taschenbuchausgabe Dezember 2018

Umschlaggestaltung: Uno Werbeagentur, München
Umschlagmotiv: Stocky/B&J
Redaktion: Dr. Ute Paul-Pößler
Bildredaktion: Tanja Nerger
Bildnachweis: Fotografie: Anke Politt, Foodstyling: Pia Westerman,
Assistenz: Sascha Toske und Janet Hesse
Satz: Uhl + Massopust, Aalen
Druck und Bindung: DZS, Ljubljana
CH · Herstellung: IH
Printed in Slovenia
ISBN 978-3-442-17796-7
www.goldmann-verlag.de

Besuchen Sie den Goldmann Verlag im Netz:

Inhalt

Säure-Basen-Diät – genussvoll abnehmen

Dieses Buch zeigt auf anregende und unterhaltsame Art und Weise, wie man schlank wird und es dann auch bleibt. Nichts steht dem Wunsch nach Gewichtsabnahme mehr im Weg als ein übersäuerter, blockierter Stoffwechsel. Das Konzept, den Körper in einer Kur mit basischen Suppen, sonnengereiften Früchten oder frischen Säften auf einen gesunden Säure-Basen-Haushalt einzustellen, ist der erste Schritt zu einem gesunden Leben.

Seit 15 Jahren gebe ich als Therapeut für Ernährung und Fasten im eigenen Fastenwanderzentrum im Schwarzwald sowie in den Seminarhäusern auf der kanarischen Insel La Palma bzw. in der Toskana mein Wissen über das typgerechte Fasten weiter. Diese von mir entwickelte Methode führt – abgestimmt auf das persönliche Naturell – zur Entsäuerung des Körpers und macht damit den Weg für eine Regulierung des Stoffwechsels frei. Denn erst dann ist eine langfristige Gewichtsabnahme möglich.

Abnehmen beginnt im Kopf

Mehr als 10 000 abnehmwillige Personen haben bisher meine Seminare besucht, in denen ich in einfachen Worten unsere Stoffwechselabläufe erkläre und aufzeige, auf was es bei der Ernährung ankommt, damit ein Körper wieder in sein gesundes Gleichgewicht gelangt und folglich abnehmen kann. Viele Teilnehmer handeln nach einem Seminarbesuch direkt, indem sie ihre Ernährung nach den Säure-Basen-Gesichtspunkten langfristig verändern und dadurch Gewicht verlieren. Dabei werden sie nicht nur dauerhaft schlank, sondern erzielen auch erheblich mehr Fitness.

Schlank statt sauer

Es ist mittlerweile wissenschaftlich bewiesen, dass kalorienarme Diäten das hartnäckige Fettgewebe an Oberschenkeln, Gesäß und Hüften nicht ausreichend verringern können. Dies wird von vielen Menschen bestätigt, die sich jahrelang mit Reduktionsdiäten und Schuldgefühlen herumgeplagt haben. Die beliebte Diät »FdH« (Friss die Hälfte) macht weder satt noch schlank, sondern oft entsteht ein Basen- und Nährstoffmangel mit vielen sauren Zwischenprodukten im Stoffwechsel. Der unliebsame Jo-Jo-Effekt scheint vorprogrammiert zu sein. Denn es ist nicht nur entscheidend, wie viel wir essen und wie viel Sport wir treiben, sondern auch, welche Lebensmittel wir essen und wie gesund der Stoffwechsel ist. Genau dieser ist aber abhängig vom Säure-Basen-Haushalt. Ein übersäuerter Körper verbrennt nur unzureichend Fett, arbeitet zu langsam, und dies führt dazu, dass jede Diät langfristig erfolglos bleibt.

Jo-Jo-Effekt

Strenge Diäten bringen nur anfänglich einen Gewichtsverlust. Der Körper gewöhnt sich nach kurzer Zeit an die geringe Nahrungszufuhr und schaltet in ein Energiesparprogramm. Er verlangsamt seinen Stoffwechsel, kommt mit weniger Energie aus und kann sein Gewicht so halten: der ideale Überlebensvorteil während einer bevorstehenden Hungersnot! Wir haben aber in den Industrienationen keine Hungersnot, sondern ein Problem mit Übergewicht. Sobald wir normal essen, nehmen wir schnell wieder zu und wiegen dann oftmals mehr als vor der Diät. Bei der nächsten Diät wiederholt sich der Teufelskreis: Das ist der sogenannte Jo-Jo-Effekt.

Übergewicht kommt schleichend

Die Lösung des dauerhaften Abnehmens liegt also nicht in der Verlangsamung des Stoffwechsels, sondern vielmehr in der Aktivierung des Stoffwechsels. Hier spielt der Säure-Basen-Haushalt die entscheidende Rolle. Sie sollten also, um erfolgreich abzunehmen, Ihren Stoffwechsel verändern und entsäuern. Dann werden auch die Stoffwechselblockaden gelöst, die viele am Abnehmen hindern. Wir sagen Ihnen hiermit, wie es geht.

Herzlichst,
Ihr Ralf Moll

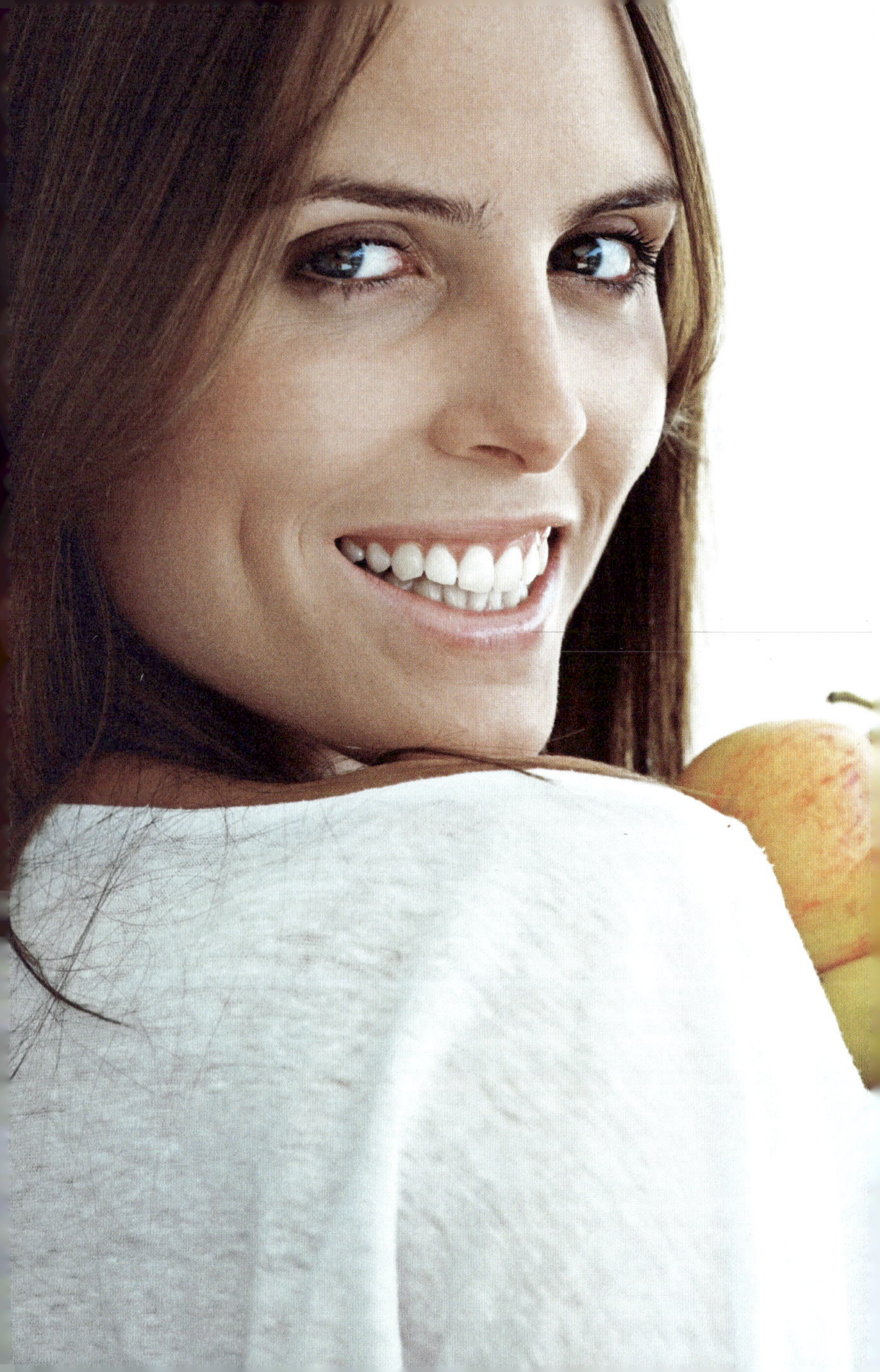

Wissenswertes über das Säure-Basen-Programm

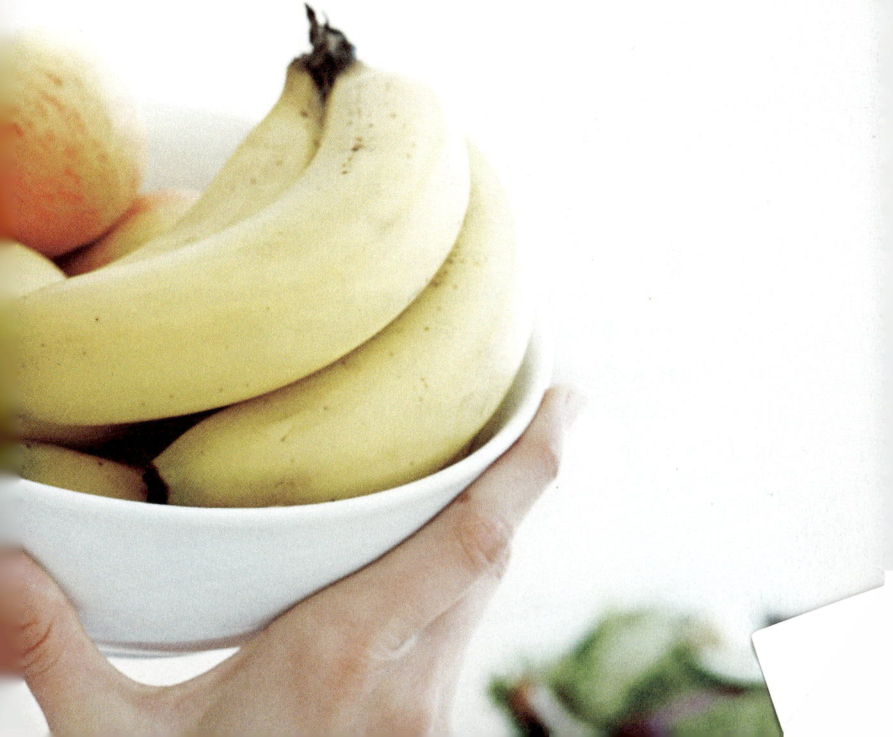

Die Säure-Basen-Diät in vier Wochen

Übergewicht kann in jeder Lebensphase auftreten, doch kommt es im Alter häufiger vor als in jungen Jahren. Das liegt daran, dass sich im Laufe eines Lebens immer mehr Schlacken im Körper ansammeln und der Säure-Basen-Haushalt zunehmend aus dem Gleichgewicht gerät. Um diesen Prozess langfristig zu unterbrechen, haben wir das vierwöchige Säure-Basen-Programm entwickelt.

Fünf Dinge sind wichtig, um langfristig und erfolgreich Gewicht zu reduzieren. **Erstens** muss der Säure-Basen-Haushalt wieder ins Lot gebracht werden. **Zweitens** sollen Sie lernen, die Lebensmittel gemäß ihrem Einfluss auf den Säure-Basen-Haushalt zu unterscheiden, also wissen, welche Lebensmittel Säuren bzw. Basen bilden und welche sich neutral verhalten. **Drittens** sollen Sie die Aufnahme des richtigen Verhältnisses dieser Lebensmittel zueinander verinnerlichen. Als **Viertes** steht die Entwicklung eines starken Willens, um das gesteckte Ziel zu erreichen und auf Dauer zu erhalten, auf der Agenda, gepaart mit – **fünftens** – Bewegung und Ausdauersport.

Phase 1– Das Suppenfasten

Dauer: Eine Woche. Wir starten mit einer Woche Suppenfasten als Intensiv-Entsäuerung. So werden Sie »Fit in sieben Tagen«. Dies ist notwendig, um die Organe und das Gewebe richtig zu entsäuern und die normalen Stoffwechselreaktionen wieder zu ermöglichen. Schließlich sollen die Fett- und die Kohlenhydratverbrennung wieder richtig funktionieren. Suppenfasten ist keine Diät, sondern eine milde Form der Entsäuerung des Stoffwechsels. Die Methode wurde aufgrund meiner langjährigen Klinikerfahrung entwickelt. Sie hat sich in der Praxis als die optimalste Form der Entsäuerung bewährt. Es ist eine sehr wirkungsvolle, aber für den Körper stressfreie Form zu entsäuern und Gewicht zu verlieren. Alles mit dem Ziel, Ihren trägen, langsamen Stoffwechsel wieder in Schwung zu bringen, denn in einem übersäuerten Stoffwechsel arbeiten die fettabbauenden Enzyme und Hormone zu langsam. Auch der Darm wird durch das Fasten stillgelegt. Somit kann der Körper sich auf das konzentrieren, was in ihm passiert, ohne auf das reagieren zu müssen, was an Nahrung von außen kommt. Welch eine Befreiung für den Verdauungstrakt und welch einzigartige Chance für den Körper! Plötzlich steht ihm die gesamte Verdauungsenergie, ca. 30 Prozent am Tag, für Aufräum- und Entsäuerungsarbeiten zur Verfügung. Das Fett- und Bindegewebe sowie der Zellstoffwechsel werden gereinigt. Sie essen eine Woche unsere leckeren Gemüsesuppen und fühlen sich danach wie neugeboren, denn in dieser Zeit können Sie bis zu sechs Kilogramm Gewicht verlieren. Aber das Wichtigste ist: Ihr Stoffwechsel ist intensiv entsäuert worden, und das garantiert ohne Hungergefühl.

Phase 2 – Die Basenwoche

Dauer: Eine Woche. Im Anschluss folgt eine Basenwoche. Sie essen eine Woche nur basenbildende und neutrale Lebensmittel. Dadurch vermeiden Sie, dass neue Säuren entstehen, und neutralisieren gleichzeitig die noch vorhandenen immer weiter. Gleichzeitig werden die leer gewordenen Speicher wieder mit basischen Mineralien und Vitalstoffen aufgefüllt. Dies gelingt nun viel besser, da der Darm durch das Suppenfasten gereinigt wurde und die Vitalstoffe besser aufnehmen kann.

Phase 3 – Die 70/30-Regel

Dauer: Zwei Wochen plus. In den kommenden zwei Wochen essen Sie verstärkt basisch und beherzigen dabei die 70/30-Regel. Das bedeutet, Sie nehmen 70 Prozent basenbildende und neutrale Lebensmittel und 30 Prozent säurebildende Lebensmittel am Tag auf. So wird Ihr Stoffwechsel weiter entsäuert, die Schlacken bilden sich mehr und mehr zurück. Dies können Sie gerne auch länger als zwei Wochen durchführen, am besten lebenslänglich. So halten Sie die Balance. Das Tolle dabei ist, dass Sie begreifen, wie eine gesunde Ernährung aussieht. Sie verstehen, wie Sie säurebildende mit basenbildenden Lebensmitteln neutralisieren können. Dabei sorgen die schmackhaften Säure-Basen-Rezepte (ab Seite 135) für eine kinderleichte Umsetzung unserer Empfehlungen.

Motivation und Begeisterung

Bei Stress, aber auch bei Langeweile, neigen wir dazu, unsere aktuelle Stimmungslage über das Essen zu korrigieren. Deshalb die Frage: Haben Sie sich auch schon dabei ertappt, wie Sie in solchen Situationen zu süßen oder fettigen Snacks greifen? Neben der Aufnahme einer basischen Ernährung werden Sie durch mentale Stärke dauerhaft am Ball bleiben und den Fressfallen im Alltag ausweichen können. Denken Sie daran: Belohnen Sie sich für das Durchhalten, nicht für das Anfangen der Säure-Basen-Diät! Beherzigen Sie unsere Motivationskniffe, die wir Ihnen ab Seite 117 vorstellen. Darin zeigen wir verschiedene Lösungsansätze auf, die Ihnen helfen, schwache Momente beim Abnehmen und Entsäuern zu überwinden. Sie schaffen das und werden begeistert sein.

Yoga und Ausdauerbewegung

Wenn Sie unsere Ernährungsvorschläge umsetzen, können Sie darüber hinaus mit Fitnessübungen in Form von Yoga (siehe Seite 124 ff.) oder Ausdauersport Ihre Fettverbrennung enorm anheizen. Denn Fett verbrennen kann nur die Muskelzelle, die bewegt wird. Die Atmung vertieft sich, und Sie bringen verstärkt Sauerstoff in Ihren Körper. Außerdem profitieren auch die Organe, wenn wir unsere Muskeln stärken und bewegen, denn durch die Übungen wird ihre Durchblutung angeregt, und ihre Funktionsweisen können sich verbessern. So kommt der Stoffwechsel schneller wieder in seine Balance. Sie können diese Übungen jeden Tag zu Hause durchführen. Dafür empfiehlt sich lediglich die Anschaffung einer Übungsmatte. Üben Sie am besten in gut gelüfteten Räumen.

Merke Wussten Sie, dass das Wort »Diät« aus dem Griechischen stammt? »Diaita« bedeutet Lebensführung oder Lebensweise. Und genau darum geht es bei der Säure-Basen-Diät. Stellen Sie Ihre Ernährungs- und Lebensweise um. Und zwar auf 70 Prozent basenbildende und neutrale Lebensmittel und 30 Prozent säurebildende Lebensmittel am Tag. Die Säure-Basen-Diät können Sie Ihr Leben lang durchführen. So versorgen Sie Ihren Körper regelmäßig mit Energie.

Fallbeispiel Marita

Vor 15 Jahren stellte sich Marita R. in unserem Fastenwanderzentrum vor. Sie hatte in den Wechseljahren extrem zugenommen. Bei einer Körpergröße von 160 Zentimetern wog sie 70 Kilogramm. Sie hatte schon verschiedene Diäten ausprobiert. Es funktionierte mal besser, mal schlechter. Manchmal hielt der Erfolg drei Monate lang an, manchmal verlor sie erst gar kein Gewicht. Oder das verlorene Gewicht war nach kurzer Zeit wieder da. Egal, welche Diät es war, ob »low carb«, »low fat« oder »FdH«, der Körper wollte einfach nicht richtig abnehmen. Durch den Verzicht kamen noch schlechte Laune und Lustlosigkeit dazu. Der Abbruch der Diät war vorprogrammiert. Allmählich stellten sich dann auch Gelenk- und Rückenprobleme ein. Immer öfter plagten sie Sodbrennen, und eine unerklärliche Müdigkeit begleitete sie den ganzen Tag. Der Säure-Basen-Test nach Sander, einer speziellen Urinuntersuchung, zeigte eine

starke Übersäuerung an. Das Bindegewebe war blockiert, die Verschlackung im Stoffwechsel zu hoch.
Der Körper musste entsäuert werden, damit die fettverbrennenden Enzyme und Hormone wieder gebildet werden konnten. Sie führte unser Säure-Basen-Programm durch. Zuerst fastete sie eine Woche mit leckeren Gemüsesuppen, danach aß sie zur weiteren Entsäuerung eine Woche lang rein basische Lebensmittel. Die anschließende Säure-Basen-Diät machte sie ganze acht Wochen, um mehr Gewicht zu verlieren und den Körper richtig zu entsäuern. Der erneute Urintest nach Sander zeigte keine wesentliche Übersäuerung mehr an. Die Müdigkeit war einer neuen Lebensfreude gewichen, die Gelenkschmerzen nicht mehr vorhanden. Sie hatte durch das Säure-Basen-Programm zwölf Kilogramm abgenommen und dies bis heute gehalten. Sodbrennen bekommt sie nur dann, wenn sie zu viel Schokolade isst und sich falsch ernährt.
Marita hat ihre Ernährung komplett umgestellt und ist so basisch ans Ziel gekommen. Auf ihrem Speiseplan finden sich nur gesunde Fette aus Fischen, Leinöl und vereinzelt fettarme Milchprodukte. Die Limonaden am Nachmittag hat sie durch Wasser ersetzt, manchmal trinkt sie eine Saftschorle. Die Lust auf frisches Obst und frisches Gemüse hat sie neu entdeckt. Zu jeder Mahlzeit isst sie nun überwiegend basisch und wählt dabei gesunde Gerichte wie Salate, Suppen, Obst, Trockenfrüchte, Gemüse, gutes Getreide, Hülsenfrüchte, frische Kräuter, Vollkornnudeln, Naturreis und vor allem Kartoffeln. Einmal im Jahr macht sie den Urintest nach Sander und lässt ihren Säure-Basen-Haushalt im Gewebe messen. Entscheidend ist, dass Marita neben der bewussteren Ernährung zwei wesentliche Dinge umgesetzt hat: Sie kommt jedes Jahr zweimal zum Fasten, um sich zu entsäuern, und sportliche

Betätigung ist Bestandteil ihres Lebens geworden. Auch wenn ihr Gewicht schwankt, weiß sie, wie eine gesunde basenbildende Ernährung auszusehen hat. Auf jeden Fall hat sie gelernt, dass eine Diät ohne zu entsäuern das Gewicht nicht verringern kann.

Der Säure-Basen-Haushalt

In der heutigen Zeit ist die Übersäuerung des Stoffwechsels ein zentrales Thema. Stress, Bewegungsmangel, schlechte Essgewohnheiten und stark verarbeitete Lebensmittel gehören heutzutage leider zum Alltag der meisten Menschen. Somit ist es für sie schwer, langfristig vital und leistungsfähig zu bleiben, den Stoffwechsel in seiner Balance zu halten und nicht an Gewicht zuzunehmen.

Essen Sie auch jeden Morgen Ihr Nuss-Nougat-Brötchen? Und brauchen Sie den ganzen Tag Schokolade, wenn der Stress in der Arbeit etwas mehr wird? Mittags gehen Sie schnell mal zum Bäcker, zur Dönerbude oder zum Italiener. Abends schauen Sie erst einmal, was der Kühlschrank so hergibt, schließlich muss eine Belohnung für den anstrengenden Tag her ... Und sind bei Ihnen in den letzten Jahren immer wieder ein paar Pfunde mehr auf die Hüften gekommen, und gleichzeitig merken Sie, dass Sie sich öfters müde fühlen, Probleme mit der Verdauung haben und sich Ihre Haut verändert hat? Willkommen in der Übersäuerung! So geht es vielen Menschen: Der Körper übersäuert langsam und schleichend. Doch wie ist diese Übersäuerung zu erklären? Kann man sie in den Griff bekommen? – Ja, man kann. Wir zeigen Ihnen, wie es geht.

Energie gewinnen

Wenn der Säure-Basen-Haushalt in Ordnung ist, können alle Organe ihre Funktionen ungestört ausüben, es besteht eine Säure-Basen-Balance, die durch die verschiedenen Puffersysteme im Körper ermöglicht wird. Dazu zählen etwa der rote Blutfarbstoff, bestimmte Eiweißkörper im Blut und einige Eiweißkörper in den Zellen. Menschen mit einem ausbalancierten Säure-Basen-Wert fühlen sich ausgeglichen, motiviert, vital und sind voller Lebensfreude. Ihre Verdauung arbeitet normal, und sie haben immer das Gefühl, dass die Dinge, die sie essen, vom Körper auch richtig verwertet werden können. Der Körper ist nämlich nichts anderes als ein großes Heizkraftwerk, eine große Chemieanlage, in der die Hauptnährstoffe Fette und Kohlenhydrate verbrannt werden, um Energie zu produzieren. Eiweiß ist kein Brennstoff, sondern Baustoff der Zellen. Bei der Verbrennung fallen immer auch Säuren an, die ausgeschieden werden müssen. Im Volksmund werden die Abfallstoffe auch als Schlacken bezeichnet. Je basischer Ihre Ernährung ist, je mehr Sauerstoff in den Zellen ist, je mehr basische Vitalstoffe vorhanden sind, desto besser funktioniert die Verbrennung, und desto weniger Schlacken fallen an. Basische Vitalstoffe sind Vitamine, Mineralien, Spurenelemente und Omega-3-Fettsäuren. Bleiben zu viele Stoffwechselschlacken im Fett- und Bindegewebe zurück, gerät der gesamte Stoffwechsel aus seinem Gleichgewicht. Oft sind auch die Ausscheidungsorgane Nieren, Darm, Haut und Lunge überlastet, sodass eine Reinigung und Entsäuerung des Fett- und Bindegewebes nicht möglich ist. Dadurch arbeitet der Stoffwechsel zu langsam, wird träge. Die Vitalität lässt nach, betroffene

Menschen fühlen sich an bestimmten Tagen einfach sauer, wissen aber nicht genau, wieso.

Säuren und Basen

Es ist also wichtig den Säure-Basen-Haushalt im Auge zu behalten. Es genügt nicht, die Lebensmittel nur nach ihrem Kaloriengehalt zu beurteilen. Ob Sie an Gewicht zunehmen oder nicht, hängt davon ab, was nach der Verstoffwechselung der Lebensmittel übrig bleibt. Sind es mehr Basen oder mehr Säuren? Ihr Stoffwechsel ist von diesem Verhältnis abhängig. Sie selbst können das mit der Auswahl der Lebensmittel beeinflussen.

Merke Sie müssen auch gute Fette in Form von nativen Bio-Speiseölen, Nüssen und Samen oder fettreichem Fisch essen, um abzunehmen und satt zu werden. Eine fettreduzierte oder fettfreie Ernährung (»low-fat«) führt zu ständigem Kohlenhydrat-Snacking in Form von Süßwaren, Backwaren und Limonaden.

pH-Werte geben Auskunft

Der Säure-Basen-Haushalt reguliert alle Stoffwechselabläufe im Körper wie Verdauung, Atmung, Wärmehaushalt und Ausscheidung. Selbst die Fettverbrennung und Fettspeicherung, also auch unser Gewicht, wird vom Säurewert im Körper reguliert. Unser Körper besteht zu 70 Prozent aus basischen und neutralen Säften und zu 30 Prozent aus sauren Säften. Doch was bedeuten die Begriffe sauer und basisch überhaupt? Ein kleiner Exkurs in die

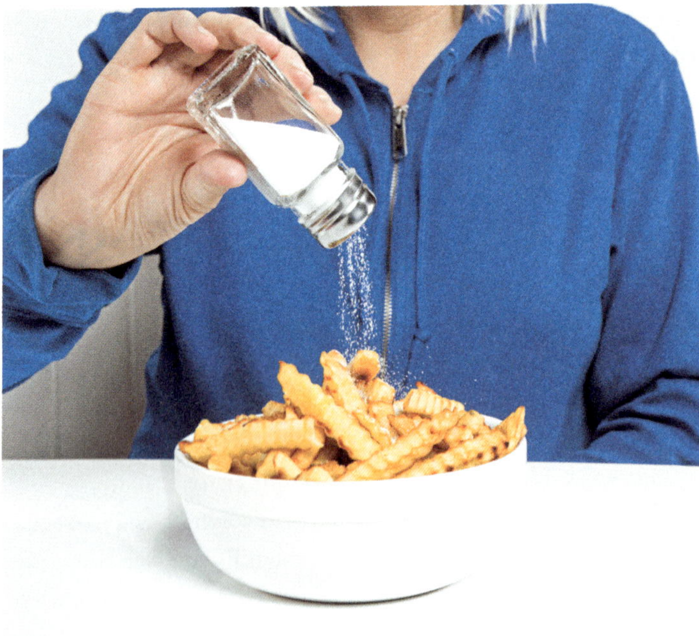

Eine Ursache der Übersäuerung ist eine säurebildende Ernährung über viele Jahre hinweg. Als Folge lagern sich überschüssige Säuren im Fett- und Bindegewebe an, anstatt über Lunge und Nieren ausgeschieden zu werden.

Chemie ist hier notwendig: Überwiegen in einer Lösung die positiv geladenen Wasserstoffionen (H+), ist sie sauer. Überwiegen jedoch mehr die negativ geladenen Teilchen, die aus je einem Wasserstoff- und einem Sauerstoffatom, den sogenannten alkalischen Hydroxidionen (OH-) bestehen, ist die Lösung basisch. Ablesen kann man das auf einer Skala, der pH-Wert-Skala, die den Säurewert angibt. Diese reicht von 0 bis 14. Der Wert 7 ist neutral, von 0 bis 6,9 ist die Lösung sauer und von 7,1 bis 14 ist sie basisch oder alkalisch. Interessant zu wissen ist, dass sich jeder Einzelschritt um den Faktor 10 verändert. Vom pH-Wert 7 nach 6 ist es also 10-mal so sauer, vom pH-Wert 6 nach 5 nochmals. Also ist der pH-Wert 5 deshalb 100-mal saurer als der pH-Wert 7.

Ein Gleichgewicht wird angestrebt

Säuren und Basen neutralisieren sich gegenseitig. Treffen sie aufeinander, reagieren sie zu Salz und Wasser. Die im Stoffwechsel entstandenen Säuren müssen durch Basen neutralisiert und ausgeschieden werden. Diese Funktion übernehmen hauptsächlich die Nieren, aber auch der Darm, die Lunge, die Leber, die Bauchspeicheldrüse und die Haut sind am Säure-Basen-Haushalt beteiligt. Fehlt es jedoch an Basen, z. B. durch falsche Ernährung, können die Säuren nicht neutralisiert werden. Die Folge ist, dass sie im Gewebe durch körpereigene Mineralien unschädlich gemacht und so an die Gewebefasern gebunden und zwischengelagert werden. So entstehen Schlacken, Abfallstoffe, die der Körper momentan nicht ausscheiden kann. Diese blockieren langfristig den Stoffwechsel, besonders den Fettstoffwechsel. Bei allen gesundheitlichen Beschwerden und bei einer Verminderung der Leistungsfähigkeit ist der Säure-Basen-Haushalt zur sauren Seite hin verschoben. Der Körper ist chronisch übersäuert oder eben verschlackt. Ein verschlackter, übersäuerter Körper verbrennt unzureichend Fett. Entsäuerung ist deshalb der Schlüssel zu Ihrem Wohlfühlgewicht. Schlank statt sauer heißt also die Devise. Verändern Sie Ihren Stoffwechsel, um wieder mehr Energie zu verspüren!

Das Blut ist basisch

Was passiert im Körper, wenn Sie gerade eine Currywurst mit Pommes gegessen und dazu eine kalte Cola getrunken haben? Er muss versuchen, die Säuren, die nun in sein Blut kommen, zu neutralisieren und schnell über die Nieren auszuscheiden. Das Blut ist nicht nur unser wichtigster basischer Lebenssaft, sondern auch das wichtigste Transportmittel unseres Körpers. Es bringt die lebensnotwendigen Stoffe wie z.B. Vitamine, Mineralien, Nährstoffe, Fettsäuren und Sauerstoff in die Zellen. Ebenso reinigt es den Stoffwechsel. Es befördert Abfallstoffe zu den Nieren und Kohlensäure zur Lunge. Das Zusammenwirken verschiedener Säurepuffersysteme im Blut garantiert dessen konstanten pH-Wert (Säurewert). Das Blut ist unser wichtigstes Neutralisations- oder Puffersystem, das seinen Säure- oder pH-Wert von 7,35 bis 7,45 immer konstant hält.

Jede noch so starke Säurebelastung wird im Blut neutralisiert, eine Übersäuerung des Blutes ist deshalb nur sehr schwer möglich. Ist die Belastung zu groß oder dauert sie zu lange, schiebt das Blut die Säuren ins Bindegewebe ab, wie ein Fluss, der seinen Unrat ans Ufer abgibt. Das Blut ist dank seiner ausgezeichneten Puffersysteme immer basisch, unser gesamtes Leben läuft demnach im basischen Bereich ab. Kurzfristige Störungen im Säure-Basen-Haushalt können durch die Puffersysteme im Blut abgefangen werden. Bei dauerhaften Störungen verändert sich jedoch auch das Blut, die Schlacken machen es dicker und unbeweglicher. Aber wie soll dickes, verschlacktes Blut noch Nährstoffe und Sauerstoff durch das Gewebe zu den Zellen transportieren? Und wie soll das Blut andererseits Schlacken aus dem Fett- und Bindegewebe zur Ausscheidung bringen? Wie sollen die freien Fettsäuren aus dem Fettgewebe herausgelöst und in die Heizkraftwerke der Zellen (Mitochondrien) transportiert werden, wenn der Stoffwechsel übersäuert ist? Wie sollen die Kohlenhydrate aus den Keksen, der Pasta und den Pommes verbrannt werden, wenn der Sauerstoff fehlt?

Merke Besonders wichtig ist es deshalb, dass der Körper über genügend Wasser verfügt. Denn Wasser ist unser Lebenselixier. Bei Wassermangel wird das Blut dickflüssig und erreicht die feinsten Gefäße nicht mehr. So werden die Zellen unzureichend mit allen Nährstoffen versorgt, der Abtransport der Schlackenstoffe funktioniert nicht. Wasser hat einen pH-Wert von ca. 7, ist also neutral. Die Grundregel zur Wasseraufnahme lautet: Täglich pro Kilogramm Körpergewicht mindestens 20 Milliliter Wasser ohne Kohlensäure trinken. Beispielsweise sollte die Wasserzufuhr bei 70 Kilogramm Körpergewicht 1,4 Liter pro Tag, ohne Kaffee, ohne Tee, ohne Alkohol betragen.

Übersäuerung in den Wechseljahren

Warum nehmen die meisten Frauen besonders in den Wechseljahren an Gewicht zu? Ist es Ihnen auch so ergangen, dass in den Wechseljahren die Pfunde einfach nicht mehr von den Hüften weichen wollten? Naturheilkundlich betrachtet ist die Regelblutung der Frau eine Möglichkeit, ihre zusätzlichen Säuren loszuwerden. Die Säuren der Frau werden in der Gebärmutter zwischen ihren regelmäßigen Monatsblutungen abgeladen und geparkt, bis sie dann mit der Periode ausgeschieden werden. Durch den Wegfall der monatlichen Regelblutungen kann ein regelrechter Säurestau entstehen. Dies kann Wassereinlagerungen im Gewebe, starkes Schwitzen, Hitzewallungen, Fetteinlagerung, Migräne und Depressionen verursachen.

Das Bindegewebe

Auch wenn viele Frauen gerne darauf verzichten könnten: Zum Bindegewebe gehört auch das Fettgewebe. Das Fettgewebe ist eine spezielle Art von Bindegewebe, in dem statt Zwischenzellmasse (Interzellularsubstanz) Fettzellen eingelagert sind. An das Bindegewebe sind auch das Muskelgewebe, die Lymphgefäße und das Nervengewebe angeschlossen. Auch Hormone und Immunstoffe bewegen sich durch das Bindegewebe. Muskeln, Sehnen, Bänder, Blutbahnen, Haut und alle Organe sind vom Bindegewebe umgeben, werden von ihm gehalten und geschützt. Es hält sprichwörtlich Leib und Seele zusammen, es steckt voller Kraft und Können, vorausgesetzt es ist basisch und nicht dauerhaft übersäuert. Es ist netzartig, durchlässig und sehr flexibel. Deshalb kann es so viele Stoffe auffangen und festhalten. Das Bindegewebe ist für den Körper das, was Decken, Pfeiler und Wände für ein Haus sind. Ist diese Struktur nicht fest genug, entsteht eine Instabilität. Für den Körper bedeutet das einen Verlust an Gewebespannung. Nachgiebige, schwache Gewebefasern führen dazu, dass sich der Transport von Gewebeflüssigkeit verlangsamt. Die Kon-

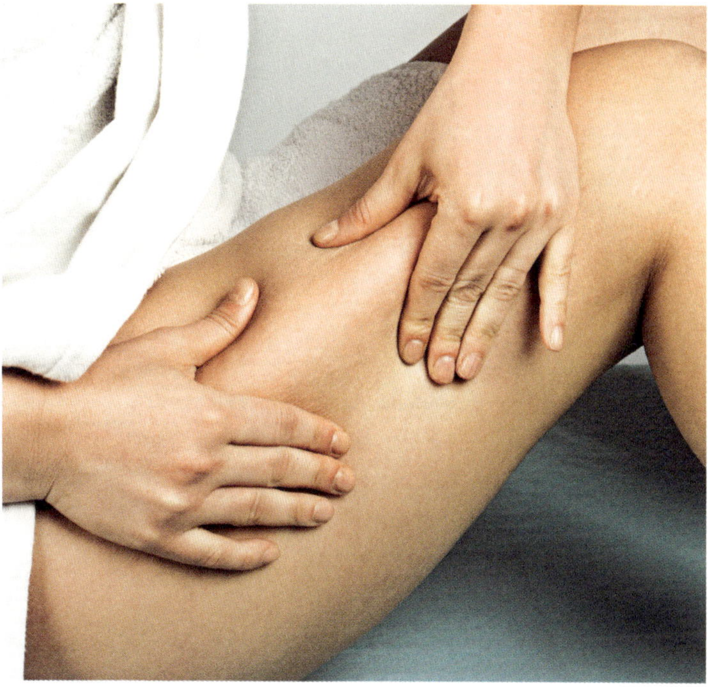

Vor allem Frauen neigen an Oberschenkeln, Oberarmen, Hüften und Po zur unbeliebten Cellulitis. Diese ist Ausdruck einer Schlackenansammlung im Bindegewebe. Entsäuerung hilft also auch gegen diese Dellen.

sequenz: Angesammelte Säuren werden nur schwerfällig entsorgt. Es kommt zu Stauungen und damit auch zu einer verschlechterten Nährstoffversorgung der Zellen. Je älter Sie werden, desto höher wird die Schlackenkonzentration im Bindegewebe. Der Körper lagert nämlich überschüssige Säuren aus dem Blut zunächst im Bindegewebe ab, um sie dann wieder herauszulösen und auszuscheiden, wenn das Blut über ausreichende Mengen an Basen

Schlacken im Körper nach Moll, 2011

Der Ausdruck »Schlacke« ist ein Sammelbegriff für alle Stoffwechselzwischen- und endprodukte, die nicht ausgeschieden werden. Ist der Körper nach einer Entsäuerung von diesen belastenden Schlacken befreit oder stark entlastet, verspürt er eine unglaubliche Vitalität und Fitness. Er kann sich revitalisieren, der Stoffwechsel wird aktiviert, das Fett viel besser verbrannt.

Schlacken im Bindegewebe sind

- Abbauprodukte des Eiweißstoffwechsels, Darmfäulnisprodukte wie z. B. Ammoniak, Harnsäure, Harnstoff etc.
- Fette, Fettsäuren und Cholesterin
- Säuren und deren Salze, z. B. Phosphorsäure, Schwefelsäure
- Lebensmittelzusatzstoffe aus Fertigprodukten wie Farbstoffe, Geschmacksstoffe und Konservierungsstoffe
- Überschüsse von chemischen Medikamenten, die über viele Jahre eingenommen wurden
- Rückstände aus landwirtschaftlicher Produktion wie Düngemittel und Pestizide
- Teer vom Rauchen
- Umweltgifte

verfügt. Bei einem länger anhaltenden Mangel an basischen Mineralsalzen und erschöpften Puffern im Blut und einer weiter bestehenden Säurebelastung werden aus diesen Zwischenlagern im Bindegewebe aber Endlager für Stoffwechselschlacken.

Das Bindegewebe benötigt Basen

Das Bindegewebe sollte leicht basisch sein, ist jedoch heutzutage bei den meisten Menschen übersäuert. Es kommt zu einem mangelhaften Abtransport von sauren Zwischenprodukten aus den Zellen. Die Folge sind Lymphstau, Fettansammlungen, Durchblutungsstörungen und eine erhöhte Entzündungsbereitschaft. Auch die Fettsäuren können aus den Fettzellen nicht herausgelöst werden, ein Fettabbau ist so nicht möglich.

Wir werden sauer

Das vegetative Nervensystem ist ebenfalls mit dem Bindegewebs- und Zellstoffwechsel vernetzt. Sind wir überlastet, wird dieses wichtige Kommunikationssystem nur mangelhaft versorgt. Die Folgen sind Schlafstörungen, Konzentrationsmangel, hohe Schmerzempfindlichkeit und Unruhe. Der Volksmund sagt dazu: »Ich fühle mich sauer«, und unsere Stimmung und unser Gemüt sind nicht in Ordnung. Wir sind gereizt, genervt und unruhig. Vergleichen Sie Ihr Bindegewebe doch einmal mit einem Topf voller Milch. Was passiert, wenn Sie in die Milch ein paar Spritzer Essig geben? Richtig, sie wird erst dickflüssig, um dann komplett zu gerinnen. Je mehr Säuren sich im Bindegewebe anreichern, umso mehr dickt es im Laufe des Lebens ein.

Hormone als Botenträger

Das Bindegewebe ist sehr eng mit dem Hormonsystem verbunden. Die Hormone müssen das Bindegewebe passieren, um ihre Signale aussenden zu können. Ein verschlacktes Gewebe blockiert die Durchflutung mit Hormonen und anderen wichtigen Signalstoffen ins Blut. Hormone, die für die Fettverbrennung zuständig sind, kommen nicht rechtzeitig an und können ihre Funktion nicht ausführen, der Stoffwechsel arbeitet langsamer.

Merke Das Fett- und Bindegewebe bleibt nur funktionstüchtig, wenn es in Intervallen entleert wird. Fehlt diese tägliche Reinigung des Gewebes von überflüssigen Fettsäuren, anderen Säuren und ausscheidungspflichtigen Stoffen, wird es geschädigt, geschwächt oder blockiert. Der ganze Stoffwechsel wird dadurch in Mitleidenschaft gezogen und arbeitet langsamer. Da das Fett- und Bindegewebe alle Organe umgibt, ist bei einer Übersäuerung der ganze Körper betroffen.

Unser Tipp Regelmäßiger Ausdauersport und Yoga kräftigen das Bindegewebe. Sport macht straff, festigt die Muskulatur, die wiederum mehr Halt für Bänder, Sehnen und Blutgefäße bedeutet. Ihr Haus steht wieder auf einem Fundament, mit kräftigen Wänden, Decken und Pfeilern. Eine feste Muskulatur presst diese nämlich in Form und unterstützt damit die Stützfunktion des Bindegewebes.

Der Stoffwechseltest: Neigen Sie zur Übersäuerung?

Wie gut ist Ihr Stoffwechsel zum Abnehmen geeignet? Wie stark übersäuert sind Sie wirklich? Haben Sie neben den kleinen Fettpolstern auf Hüften und Po auch verschiedene Symptome, die zeigen, dass Ihr Säure-Basen-Haushalt nicht ganz in Ordnung ist? Chronische Übersäuerungen im Fett- und Bindegewebe sind nicht leicht zu erkennen. Sie verstecken sich hinter Symptomen wie Übergewicht, trägem Stoffwechsel, Wasseransammlungen, Cellulitis, Verstopfung, Allergien, Kopfschmerzen, Sodbrennen, Verschleimung der Atemorgane, Müdigkeit, Erschöpfung, Muskel-, Rücken- und Gelenkschmerzen etc. Speziell bei übergewichtigen Menschen wird die Übersäuerung durch eine Unterfunktion der Schilddrüse, Leberverfettung, Verdauungsschwäche mit Verstopfung und Salzeinlagerungen im Fett- und Bindegewebe begleitet. Sie haben natürlich die Möglichkeit, Ihren Säure-Basen-Haushalt zu verändern, sodass Ihre Leistungsfähigkeit und Ihre Lebensfreude wieder zurückkommen. Ein entscheidender Bestandteil ist dabei die basische Ernährung.

		ja	nein
1	Haben Sie schwere Beine, Wasseransammlungen im Körper?	☐	☐
2	Haben Sie unreine Haut, Akne, Ekzeme, schwitzen Sie übermäßig?	☐	☐
3	Haben Sie viele Diäten ausprobiert, ohne richtigen Erfolg?	☐	☐
4	Nehmen Sie bei Crash-Diäten kein Gewicht ab?	☐	☐
5	Haben Sie öfters Kopfschmerzen?	☐	☐
6	Leiden Sie unter Sodbrennen?	☐	☐

7	Haben Sie Verdauungsprobleme (Blähungen, Völlegefühl, Verstopfung)?	☐	☐
8	Schmerzen Ihre Gelenke?	☐	☐
9	Haben Sie Haarausfall?	☐	☐
10	Haben Sie brüchige Fingernägel?	☐	☐
11	Juckt Ihre Haut öfter, fühlt sie sich angespannt an?	☐	☐
12	Essen Sie bei Stress verstärkt Süßes?	☐	☐
13	Haben Sie Verspannungen im Schulter-Nacken-Bereich?	☐	☐
14	Haben Sie Bluthochdruck, erhöhte Blutfettwerte oder erhöhte Cholesterinspiegel?	☐	☐
15	Rebelliert Ihr Magen immer öfter, wenn Sie etwas essen?	☐	☐
16	Haben Sie depressive Verstimmungen, sind gereizt oder nervös?	☐	☐
17	Haben Sie eine Schilddrüsenunterfunktion?	☐	☐
18	Neigen Sie zu einer mühsamen Gewichtsabnahme?	☐	☐
19	Fühlen Sie sich abgeschlagen und energielos?	☐	☐
20	Haben Sie helle weiße Finger, besonders bei Kälte?	☐	☐

Auswertung

0- bis 4-mal ja

Glückwunsch, Sie haben Ihren Säure-Basen-Haushalt im Griff, können ihn aber noch verbessern. Kleinere »Zipperlein« treten bei Ihnen im Alltag zwar auf, aber Ihre Beschwerden halten sich in Grenzen. Damit dies so bleibt und nicht mehr wird, essen Sie basischer, trinken Sie mehr Wasser und bewegen Sie sich ausreichend an der frischen Luft. Unser Säure-Basen-Programm gibt Ihnen noch die entscheidenden Tipps, Ihre Fitness zu verbessern. Sie werden durch unser Säure-Basen-Programm garantiert Gewicht verlieren und es auch langfristig halten.

Bis zu 8-mal ja

Aufgepasst, Ihr Säure-Basen-Haushalt ist nicht in Ordnung. Überprüfen Sie Ihre Lebensweise. Denken Sie an die vier großen Bereiche: Ernährung, Entschlackung, Begeisterung und Bewegung. Wo hapert es bei Ihnen? Reagieren Sie, bevor aus Ihren »Zipperlein« ein ernstes Problem wird. Jetzt wird es Zeit, intensiv zu entsäuern. Legen Sie Regenerationsphasen ein und trinken Sie mehr Wasser. Denken Sie über eine basische Nahrungsergänzung nach, um Ihren übersäuerten Stoffwechsel zu unterstützen. Wie verhält sich Ihr Gewicht? Ist Ihr Stoffwechsel bereits blockiert und fällt Ihnen das Abnehmen sehr schwer? Sie sollten entsäuern und Ihren Stoffwechsel verändern. Machen Sie unser vierwöchiges Säure-Basen-Programm, um einen optimalen Einstieg zu finden, um langfristig gesund zu leben.

Bis zu 12-mal ja und mehr

Achtung, Sie sind wahrscheinlich stark übersäuert. Ihr Stoffwechsel arbeitet auf Hochtouren gegen die Säureflut an. Sie fühlen sich nicht gut, wissen vielleicht auch nicht genau, warum Ihr Körper so viele kleine »Zipperlein« meldet. Das Abnehmen wird Ihnen sehr schwerfallen, aber viel wichtiger ist Ihr allgemeiner Gesundheitszustand. Ändern Sie Ihr Leben, sonst drohen vielleicht Burn-out, Gefäßprobleme oder Schlimmeres. Lassen Sie sich von einem guten Therapeuten naturheilkundlich untersuchen. Der Urintest nach Sander misst die Übersäuerung im Gewebe. Durch diesen Test haben Sie nochmals eine Laborkontrolle über Ihren Säure-Basen-Status. Starten Sie dann behutsam in unser Entsäuerungsprogramm.

Fazit Achten Sie auf Ihre Körpersignale und fangen Sie früh an, eine basenbildende Ernährung in Ihren Alltag zu integrieren, um überschüssige Säuren im Körper zu neutralisieren. So lenken Sie Ihren Stoffwechsel in gesunde Bahnen.

Ernährung und Säure-Basen-Haushalt

Dass Lebensmittel Kalorien, Vitamine, Mineralstoffe und Nährstoffe enthalten, ist bekannt. Doch viele wissen nicht, welche Lebensmittel bei der Verdauung im Körper Säuren bilden, sich neutral verhalten oder Basen bilden. Dabei darf man sich nicht darauf verlassen, wie die Speisen schmecken. Denn nicht der Geschmack ist entscheidend, ob die Kost sauer oder alkalisch wirkt, sondern das Endprodukt, das nach der Verstoffwechselung im Organismus entsteht.

So sind z. B. Zitronen und andere saure Früchte aufgrund ihres Mineralstoffgehaltes basenbildende Nahrungsmittel, während Schokolade, süßer Kuchen und Hartkäse sauer verstoffwechselt werden. Zu erklären ist dies bei den Zitrusfrüchten dadurch, dass sie neben den Mineralien auch organische Säuren enthalten, die in der Leber, unserem großen Chemielabor, basisch verstoffwechselt werden. Wenn Sie eine saure Zitrone essen, wandelt Ihre Leber die Zitronensäure in eine Base um. Diese Base steht dann dem Blut wiederum zur Neutralisierung anderer Säuren zur Verfügung. Deshalb ist es wichtig, die Lebensmittel grundsätzlich in säurebildend, neutral oder basenbildend einzuteilen, weil uns der Geschmack in die Irre leiten kann. Prinzipiell kann kein einziges Lebensmittel allein den Körper übersäuern. Erst die Summe aller säure- bzw. basenbildenden Faktoren entscheidet über eine saure oder basische Reaktionslage des Körpers.

Basen machen schlank

Auf unserem Speisezettel stehen heute zu viele säurebildende und zu wenig basenbildende Lebensmittel. Die täglich verzehrte Menge an Fleisch, Fisch, Käse, Zucker, Limonaden, Süßwaren und Backwaren steht meist im Missverhältnis zur Menge an Obst, Trockenobst, Gemüse, Salaten, Getreide und Kartoffeln. Neben der übermäßigen Eiweiß- und Zuckerernährung sind Genussmittel wie Alkohol, Kaffee und Nikotin säurebildend.

Merke Der Basenverzehr ist heutzutage zu gering, der Säureverzehr zu hoch. Die Basen im Blut werden ständig verbraucht. Daher ist es notwendig, Basen sowie deren Vorstufen, die Mineralien, mit der Nahrung aufzunehmen. Die Mineralien Kalzium, Magnesium, Natrium, Kalium, Zink und Eisen sind notwendig, damit die Säurepuffersysteme ihre Funktion optimal entfalten können. Diese Mineralien sind in der Lage, Säuren zu binden und zu neutralisieren. Der Körper kann sie jedoch nicht selbst produzieren, sie müssen ständig mit der Nahrung zugeführt werden. Werden zu viele Säuren gebildet bzw. zugeführt, muss der Körper auf Mineralien aus seinen Depots zurückgreifen. Diese finden sich z. B. in Haarwurzeln, Fingernägeln, Knorpel, Bandscheiben und dem Knochensystem.

Säurebildende, neutrale und basenbildende Lebensmittel

Säurebildende Lebensmittel

Käse, Fleisch und Geflügel, Wurst, Fisch, Eier, Milch, Joghurt, Quark etc., Kaffee, schwarzer Tee, Alkohol (Bier, Wein etc.), Fertigprodukte (Dosenkost, Mikrowellenmenü etc.), raffinierte Fette (Margarine, hoch erhitzte Speiseöle), Zucker (Süßwaren, Backwaren, Limonaden), Weißmehlprodukte (Weißbrot, weißer Reis, helle Nudeln), Fast Food (Hamburger, Hot Dogs, Pommes, Döner, etc.), Light-Produkte, Fertigwürzmittel.

Neutrale Lebensmittel

Butter, Sahne, saure Sahne, Buttermilch, native Bio-Öle wie z. B.Lein-, Raps-, Walnuss-, Oliven-, Kürbiskern- oder Hanföl, Wasser ohne Kohlensäure, säurearmer Kaffee.

Basenbildende Lebensmittel

Kartoffeln und Kartoffelgerichte, Gemüse und Salate, frisch gepresste Gemüsesäfte, milchsaures Gemüse (z. B. Sauerkraut), frische Kräuter und Gewürze, Nüsse und Samen, Obst im reifen Zustand, Trockenfrüchte, Hülsenfrüchte, vollwertiges Getreide und dessen Produkte, gutes Brot (z. B. Dinkel- oder Roggensauerteigbrot), Vollkornnudeln, Naturreis, Soja und Sojaprodukte (Sojadrink, Sojajoghurt, Sojasahne, Tofu …), Bio-Basenmischung (aus Getreide, Kräutern und Gewürzen), Eichhörnchen-Mix (die natürliche Mineralquelle; siehe Vitalife-Versand Seite 221).

Der Basencheck

Haben Sie neben ein paar Pfunden zu viel auf den Hüften auch dünnes, sprödes Haar oder brüchige Fingernägel? Dies sind erste Übersäuerungssymptome. Dann fehlen Ihrem Stoffwechsel die wichtigen basenbildenden Mineralien. Dieser Test gibt Auskunft, wie gut Sie damit versorgt sind.

Übersäuerungssymptome durch Mineralienmangel

Zinkmangel

- ☐ Ich habe brüchige oder rissige Fingernägel
- ☐ Ich habe mehrmals im Jahr Entzündungen (z. B. der Blase), eine erhöhte Infektanfälligkeit sowie eine Immunschwäche
- ☐ Ich habe unreine Haut, Ekzeme, allergische Hautreaktionen
- ☐ Ich habe Wassereinlagerungen (Ödeme), Augenringe, also schwache Nieren
- ☐ Ich vertrage keinen Alkohol

Magnesiummangel

- ☐ Ich leide unter nächtlichen Muskelkrämpfen
- ☐ Ich bin oft müde und energielos
- ☐ Ich habe oft Muskelkater und schwere Beine
- ☐ Ich habe Herzprobleme
- ☐ Ich kann mit Stress überhaupt nicht gut umgehen

Kaliummangel

- ☐ Ich bekomme Muskelkrämpfe, während ich mich bewege
- ☐ Ich habe Herzprobleme, Herzrhythmusstörungen
- ☐ Ich esse nie Obst und Gemüse
- ☐ Ich habe Magenprobleme (z. B. Sodbrennen, Übelkeit)
- ☐ Ich leide unter Verstopfung

Eisenmangel

- ☐ Ich habe Risse in den Mundwinkeln
- ☐ Ich habe Luftarmut bei körperlicher Anstrengung
- ☐ Ich friere oft, habe oft kalte Füße und Hände
- ☐ Ich sehe blass aus
- ☐ Ich habe starke Regelblutungen

Kalziummangel

- ☐ Ich habe eine erhöhte Blutungs- und Krampfneigung
- ☐ Ich trinke jeden Tag Limonaden
- ☐ Ich leide an Heuschnupfen und Allergien
- ☐ Ich habe schlechte Zähne
- ☐ Ich habe schnell Knochenbrüche nach Stürzen

Säuren machen dick

Es gibt viele Säuren, die nach der Aufnahme der täglichen Nahrung im Stoffwechsel entstehen. Die häufigste Ursache für eine chronische Übersäuerung ist die moderne Wohlstandskost, bei der »leere« Kohlenhydrate, gesättigte Fette und tierisches Eiweiß in großen Mengen auf dem Speiseplan stehen. Die tägliche Menge an aufgenommenem Zucker, die sich etwa in Keksen, Schokolade, Süßwaren und Limonaden versteckt, ist meistens zu hoch, ebenso der Anteil an tierischem Eiweiß, der durch den vermehrten Verzehr von Käse, Wurst und Fleisch in den Körper gelangt.

Säuren aus der Ernährung

Schauen Sie selbst, wo sich die Säuren überall verstecken, und überlegen Sie, wie viele Basen sich als Gegenspieler auf Ihrem Speiseplan finden.

→ Ameisensäure und Essigsäure entstehen im Körper nach der Einnahme von Alkohol. Sie verursachen den »Kater« nach einem ausgiebigen Alkoholverzehr. Sie spüren die Essigsäure am nächsten Morgen, wenn alle Glieder schwer wie Blei sind und Sie sich kaum bewegen können und keine Lust haben aufzustehen. Es dauert, bis der Körper die Essigsäure ausgeschieden hat. Trinken Sie ausreichend Wasser zu alkoholischen Getränken. Alkohol, regelmäßig getrunken, wird in Fett umgewandelt, Übergewicht entsteht.

→ Apfel-, Zitronen-, China-, Fumar- und Bernsteinsäure kommen aus dem Obstverzehr. Diese Säuren sind nur Zwischenprodukte und können in einem gesunden Stoffwechsel von der Leber abgebaut werden, sodass die Endprodukte basisch sind. Ist der Säure-Basen-Haushalt bereits gestört, ist dies oft nicht mehr möglich. Zudem gilt bei Darmproblemen Vorsicht! Nicht zu viel Obst essen, sonst kommt es zur Gärung.

→ Chlorogensäure gelangt durch den Genuss von Kaffee in den Körper. Normaler Kaffee ist säurebildend. Es gibt jedoch auch säurearmen Kaffee, von dem Sie gerne eine Tasse täglich genießen können. Er schmeckt hervorragend und führt dem Körper nur wenig Säuren zu. Informieren Sie sich in unserem Internetportal unter www.fasten-shop.de.

→ Essigsäure und Buttersäure stammen aus dem Zuckerverzehr. Besonders aus isoliertem Zucker (Süßigkeiten, Limonaden, Backwaren). Alles Süße führt zunächst zu Blähungen im Darm und langfristig zu Gefäßproblemen. Genießen Sie zu besonderen Anlässen selbst gemachte Süßwaren, z. B. die Kombination aus Früchten und leichten Milchprodukten. Lassen Sie die Finger weg von fertig gekauften Naschereien.

→ Ketosäuren werden nach dem Verzehr gesättigter Fettsäuren (z. B. Käse, Wurst, Fleisch) und aus raffinierten, stark verarbeiteten Speiseölen gebildet, die auch in vielen Fertigprodukten und Knabberartikeln enthalten sind. Die Tüte Chips vor dem Fernsehgerät hat es in sich.

→ Phosphorsäure stammt aus Limonadengetränken. Sie ist extrem sauer und stört schon bei Kindern einen gesunden Knochenaufbau. Diese Getränke enthalten zudem sehr viel Zucker.

→ Salpetersäure gibt es in gepökelten Fleischprodukten und vielen Käsesorten.

→ Salzsäure im Magen ist ganz natürlich, denn sie ist ein wichtiger Teil der gesunden Stoffwechselvorgänge nach einer Nahrungsaufnahme. Ist ihre Produktion jedoch aufgrund von Stress, Wut, Ärger und Angst erhöht, kann dies zu Problemen führen. Fragen Sie sich doch einfach, welchen Stellenwert Ihr Problem in fünf Jahren oder vielleicht in zehn Jahren haben wird? Die Ausschüttung von Salzsäure im Magen wird auch durch Nikotin gefördert; hören Sie auf zu rauchen!

→ Schwefelsäure und Harnsäure stammen aus tierischem Eiweiß (Fleisch, Fisch, Geflügel, Käse, Quark, Eier, Milch etc.). Essen Sie nicht täglich Fleisch, und wählen Sie solches aus artgerechter Haltung. Beim Käse ist Hartkäse stärker säurebildend als Weich- oder Frischkäse. Verfeinern Sie Ihren Quark mit frischen Kräutern, so wird er basisch. Joghurt enthält weniger Eiweiß als Quark oder Käse und ist deshalb in kleinen Mengen akzeptabel.

Merke Die Säuren werden im Binde- und Fettgewebe zwischengelagert, da sie nicht vollständig ausgeschieden werden können. Im ungünstigsten Fall wird aus diesem Zwischenlager ein Endlager und die Nährstoffversorgung vom Blut in die Zellen langfristig blockiert. Ein Fettabbau ist im sauren Milieu so nicht mehr optimal möglich. Kurzum: Säuren machen dick.

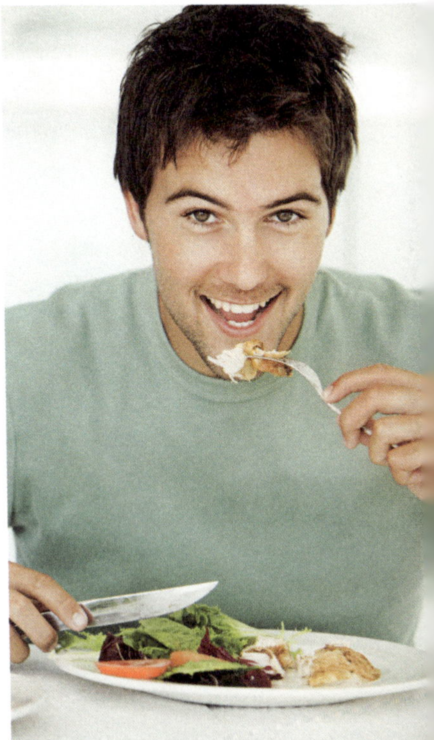

Um den Säureüberschuss von Fleisch auszugleichen, sollte man die doppelte Menge an Gemüse dazu essen.

Folgen für den Stoffwechsel

Ist das Säure-Basen-Gleichgewicht aus dem Lot geraten, da sich zu viele Säuren im Körper befinden, verändert sich auch der Energiestoffwechsel. Er wird langsamer und träger, die Zellen bekommen nicht mehr das, was sie wirklich brauchen: Energie und Sauerstoff. Wir unterscheiden zwischen aerober und anaerober Energiegewinnung – dies sind Fachbegriffe, die im Sportbereich bekannt sind.

Egal, was Sie essen, der Körper versucht immer, aus der Nahrung Energie zu gewinnen. Diese Energie ist notwendig, um zu laufen, zu sprechen, zu denken, zu wachsen, zu atmen, uns zu regenerieren und um verdauen zu können. Letztlich müssen alle Organe und Muskeln mit Energie versorgt werden, damit sie leistungsfähig bleiben. Energie entsteht in der Zelle aus den Fetten und Kohlenhydraten, die wir essen, sowie aus dem Sauerstoff, den wir einatmen. Sauerstoff ist bei der Energiegewinnung ganz wichtig, denn ohne ihn ist diese erheblich reduziert. Der Körper nutzt drei Formen der Energiegewinnung, die immer nebeneinander ablaufen:

- Die Verbrennung von Kohlenhydraten mit Sauerstoff (aerob),
- die Verbrennung von Kohlenhydraten ohne Sauerstoff (anaerob) und
- die Fettverbrennung, für die Sauerstoff unabdingbar ist.

Je nachdem, wie viele Basen, Sauerstoff und Vitalstoffe vorhanden sind, verändern sich nur die prozentualen Anteile.

Merke: Ihre 70 Billionen Zellen brauchen immer alle Nähr- und Vitalstoffe, um arbeiten zu können. Vor allem basische Mineralien helfen, Fett zu verbrennen, wenn ausreichend Sauerstoff zur Verfügung steht. Es sind Basen, Enzyme und der Sauerstoff, die Fett verbrennen. Sie müssen also das Richtige essen und sollten keine einseitige Diät durchführen, um abzunehmen.

Übersäuerung blockiert die Kohlenhydratverbrennung

Nehmen Sie an, Sie essen einen Kirschkuchen. Dieser wird dann im Darm von den Verdauungsenzymen zerlegt, sodass die Kohlenhydrate in kleine Zuckermoleküle aufgespalten werden. Ob dies gut oder schlecht funktioniert, ist vom Säurewert im Darm abhängig. Der Zucker gelangt dann über den Darm ins Blut und wird dort vom Hormon Insulin in die Muskelzelle transportiert. Dort versucht die Muskelzelle, aus dem Zucker Energie zu gewinnen. Dies kann sie auf zwei unterschiedliche Arten tun, einmal ohne (anaerobe Phase) und einmal mit Sauerstoff (aerobe Phase). Der Zucker gelangt dann in die »Brennöfen« (Mitochondrien) der Zellen. Dort wird er stufenweise in einer Art Rad abgebaut. Dieser Mechanismus verbraucht Sauerstoff und produziert jede Menge Energie. Dies funktioniert normalerweise problemlos. Ist aber zu viel Zucker auf einmal in dieses Rad gekommen und zu wenig Sauerstoff vorhanden, blockiert es – ähnlich einem Ast, der den Freilauf Ihres Fahrrades blockiert. So schaltet der Körper auf die zweite Variante um, auf die Zuckerverbrennung ohne

Sauerstoff. Er hat keine andere Wahl. Leider entstehen dabei jede Menge saure Zwischenprodukte und nur wenig Energie. Es kommt also darauf an, den Körper nicht mit isoliertem Zucker zu überfluten und für eine ausreichende Sauerstoffzufuhr zu sorgen. Also Vorsicht mit süßen Snacks wie z.B. Limonaden, Süßwaren und gezuckerten Fruchtsaftgetränken.

Anaerob – wenn Sauerstoff fehlt

In der anaeroben Phase wird der Zucker durch Enzyme aufgespalten und stufenweise zu Säuren abgebaut. Dies ist das eigentliche

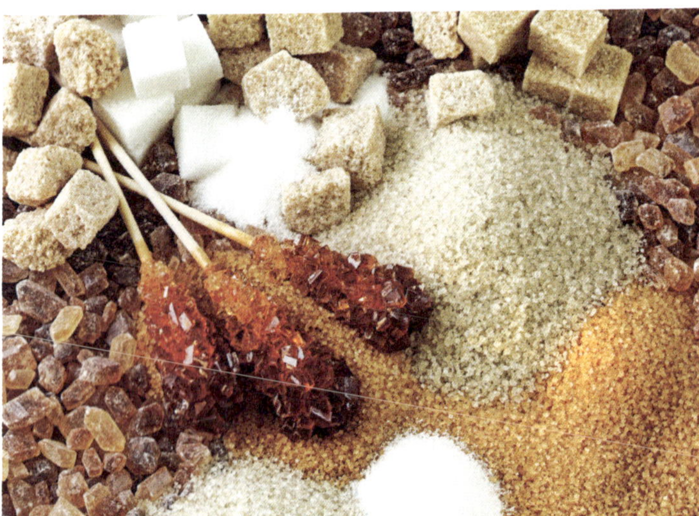

Zucker begegnet uns in unterschiedlichen Ausprägungen in der täglichen Ernährung. Auf den ersten Blick ist er vielen Lebensmitteln nicht anzusehen. Da hilft nur das Lesen des Kleingedruckten auf der Zutatenliste.

Problem für den Stoffwechsel: dass bei einem Sauerstoffmangel verstärkt Säuren, vor allem Milch- und Essigsäure, gebildet werden. Die Endprodukte des Zuckerabbaus sind normalerweise Kohlendioxid, Energie und Wasser. Ohne die Säure-Basen-Helfer Sauerstoff, Vitamine, Mineralstoffe und Spurenelemente ist dies nicht möglich. Milchsäure und Essigsäure belasten den Organismus und werden bei Bewegungsmangel in den Fettdepots und im Bindegewebe zwischengelagert. Die Milchsäure spüren wir sogar richtig bewusst, denn sie verursacht den Muskelkater. Der anaerobe Stoffwechsel liefert nur ca. 10 Prozent der Energie, welche wir mit Sauerstoff und Vitalstoffen gewinnen können. Sie werden permanent Hunger haben. Sie essen etwas Süßes, gewinnen daraus aber kaum Energie. Also essen Sie noch ein Stückchen Kirschkuchen, weil Sie sich schlapp fühlen. Das Gehirn meldet »Hunger«, weil zu wenig Energie gebildet wird. Doch mit jedem Stückchen Kirschkuchen entstehen immer mehr Säuren im Stoffwechsel, die das Gewebe immer undurchlässiger machen. Die Muskulatur übersäuert schleichend, die Leistungsfähigkeit ist vermindert, der Fettabbau blockiert. Je höher die Milchsäurekonzentration in der Zelle wird, umso stärker wird auch der Fettabbau gehemmt. Der Diffusionsstrom von Sauerstoff wird immer schwieriger, ein Teufelskreis beginnt. Denn ohne Sauerstoff ist auch ein Fettabbau nicht möglich. Die Fette aus dem Kirschkuchen landen auf den Hüften.

Merke Zucker bildet im Stoffwechsel immer dann Säure, wenn nicht genügend Sauerstoff, Vitamin B1 und Mangan vorhanden sind. Es entsteht Milchsäure, die dic Zelle und das Gewebe sauer macht und die Leistungsfähigkeit begrenzt. Der Fettabbau ist im übersäuerten Zellstoffwechsel nicht optimal möglich. Asthmatiker, ältere Menschen und Herz-Kreislauf-Kranke haben zu wenig Sauerstoff im Zellstoffwechsel. Fazit: Sie sollten mit dem ständigen Naschen vorsichtig sein.

Aerob – Sauerstoff ist verfügbar

Stehen uns genügend Sauerstoff, Vitamine, Spurenelemente und Enzyme zur Verfügung, können diese Säuren weiter abgebaut werden. Dabei entsteht viel Energie, Kohlendioxid und Wasser. So bliebe auch theoretisch aus dem Kirschkuchen keine Säure mehr übrig. Aber Limonaden, Kuchen, Schokolade und Backwaren enthalten keine ausreichenden Mengen an basischen Vitalstoffen, sondern vermehrt Zucker, der ja bekanntlich Säuren bildet. Vitamine und Spurenelemente sind in diesen Lebensmitteln kaum vorhanden. Dies ist das eigentliche Problem, das zur Übersäuerung führt. Anders gesagt: Entsäuern Sie den Stoffwechsel, bringen Sie Sauerstoff in Ihren Körper, sorgen Sie für eine ausreichende Zufuhr an Basen, Vitalstoffen und Enzymen, dann verzeiht der Körper Ihnen auch einmal am Tag, etwas Süßes zu essen.

Sport fördert die Sauerstoffaufnahme

Stellen Sie sich vor, Sie laufen aus Ihrem Büro im Erdgeschoss ziemlich zügig in den ersten Stock nach oben. Dort angekommen sind Sie total aus der Puste und brauchen noch mehrere Minuten, um wieder normal zu atmen. Wie ist das zu erklären? Antwort: Die Energie für diese kleine Fitnessübung erfolgt verstärkt aus dem anaeroben Stoffwechsel. Ist unsere Ausdauer nicht trainiert, schaltet die Energiegewinnung bei der kleinsten Anstrengung auf den anaeroben Stoffwechsel um. Wir müssen erst üben, den Sauerstoff in die Brennöfen zu bringen. Trainieren Sie Ihre Ausdauer, es lohnt sich, denn der Körper lernt schnell dazu. Außerdem wird dadurch das Lungenvolumen besser ausgenutzt oder sogar vergrößert. Wir haben die Kapazität für ca. fünf Liter Luft in der Lunge. Durch die im Alltag übliche flache Atmung nutzen wir meist nur ein Fünftel davon. Besonders unsere Yogaübungen (siehe Seite 126 ff.) wirken sich positiv auf die Lungen und somit auf die Sauerstoffversorgung aus. Werden Sie aktiv und bringen Sie mit Yoga mehr Sauerstoff in Ihre Zellen.

Merke 180 Minuten Ausdauersport pro Woche sind der ideale Fatburner. Egal ob Radfahren, Wandern, Laufen, Nordic Walking oder Ski fahren – Hauptsache Sie bewegen sich regelmäßig und haben Spaß dabei.

Tipp Versuchen Sie mehr als sechs Kilometer zurückzulegen. Ab dann beginnt die Fettverbrennung. Vorher bezieht der Körper seine Energie größtenteils aus den Kohlenhydratdepots in der Leber.

Rote Blutkörperchen sind wichtig

Ob der Sauerstoff in ausreichender Menge die Zellen erreicht, hängt außerdem von den roten Blutkörperchen ab, die entscheidend am Sauerstofftransport beteiligt sind. Haben Sie immer kalte Füße oder kalte Hände? Frieren Sie leicht und haben ein blasses Gesicht? Dann kommt der Sauerstoff zu schlecht in die

Zellen. Säure vermindert die Elastizität der roten Blutkörperchen. Die Blutzellen können sich dadurch weniger gut verformen und verbiegen, um enge Kapillargefäße zu passieren. Die Fließeigenschaften des Blutes verschlechtern sich, und es gelangt weniger Sauerstoff in die Zellen und Organe. Die Lunge atmet den Sauerstoff ein. Von dort soll er in die Muskel- und Organzelle gelangen. Dieser Weg ist lang und bei einem übersäuerten Stoffwechsel voller Hindernisse. Bei vielen übersäuerten Menschen erreicht der Sauerstoff nur unzureichend die Muskel- und Organzellen. Das Gewebe kann bei einem übersäuerten Menschen mit einer Sumpflandschaft verglichen werden, in dem das Wasser und alle Nährstoffe nur sehr träge zirkulieren. Der Sauerstoff kommt so nur sehr schwer in die Zellen.

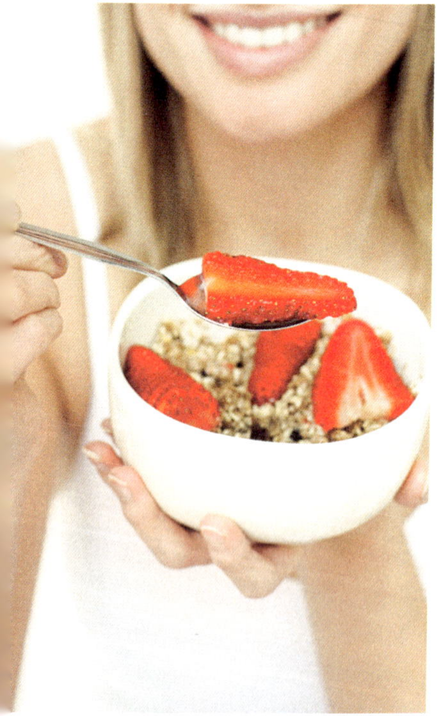

Ein kerniges Müsli mit frischen Früchten der Saison hält lange satt und liefert wertvolle Basen.

Unser Tipp Entsäuern Sie Ihren Stoffwechsel, schnüren Sie die Laufschuhe und machen Sie regelmäßig unsere Yogaübungen – dann ist das süße Stückchen Gebäck am Tag für den Säure-Basen-Haushalt und für den Fettstoffwechsel kein Problem.

Merke Wer viele süße Kohlenhydrate isst, ohne sich regelmäßig zu bewegen, muss mit schwerem Übergewicht rechnen. Dagegen sind komplexe Kohlenhydrate wie Kartoffeln, Naturreis, Vollkornnudeln, Vollwertbrot, Haferflocken, reifes Obst und Gemüse zu empfehlen.

Übersäuerung blockiert die Fettverbrennung

Fett kann nur in den Muskelzellen verbrannt werden. Einen anderen Weg, sein Fett loszuwerden, gibt es nicht. Die freien Fettsäuren werden dann aus den Energietanks unseres »Hüftgolds« herausgelöst. Sie müssen durch das Bindegewebe in die Blutbahn. Über diese werden sie zur Energiegewinnung in die Muskelzellen gebracht. Dieser Transportweg ist bei den meisten Menschen wegen der Übersäuerung und Verschlackung blockiert. Die Fettsäuren bleiben im Bindegewebe hängen, werden zwischengelagert oder erst gar nicht auf den Weg gebracht. Bleiben die Fettzellen gefüllt, bildet der Körper dann einfach und problemlos neue. Ein unerschöpflicher Energievorrat entsteht, der sehnlichst darauf wartet, genutzt zu werden. Das Fett bleibt also dort liegen, wo wir es nicht haben wollen, wenn der Körper übersäuert ist. Sie kennen die Stellen: Bauch, Hüften und Po. Sie nehmen also nicht nur zu, weil Sie zu viel essen, sondern auch, weil das Fett in einem übersäuerten Stoffwechsel erst gar nicht abgebaut werden kann. Es sind also nicht nur die Kalorien im Lebensmittel, die uns dick machen, sondern auch die Übersäuerung des Bindegewebes.

Fettzellen wachsen nach Bedarf

Fette lassen sich besonders leicht und lange lagern, ihre Depots, die Fettzellen sind beliebig erweiterbar. Sind sie jedoch prall gefüllt, dann entstehen aus dem Bindegewebe einfach neue Fettzellen. Jede Marzipanpraline kann neue Fettzellen entstehen lassen. »Hüftgold« und Speckrollen kann der Körper leider immer für Notzeiten gebrauchen. Ist doch schließlich praktisch!

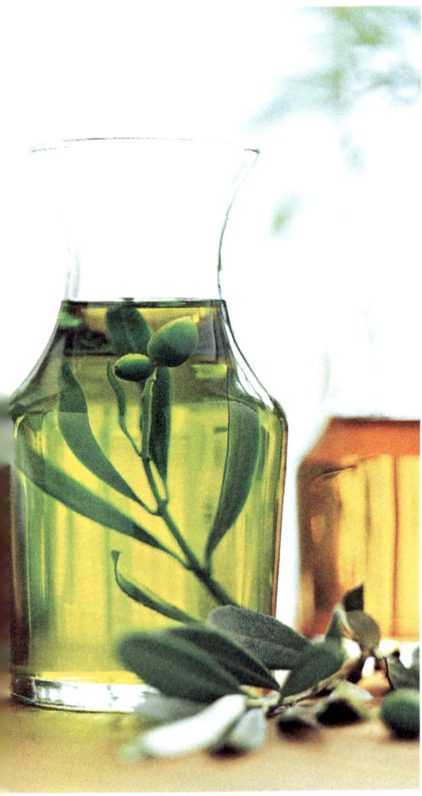

Kalt gepresstes Olivenöl ist ideal, um Salate anzumachen und um Gemüse darin leicht anzuschwitzen.

Merke Die gesättigten Fette, die vorwiegend in Sahne, Butter, Schmalz, Hartkäse, Fleisch, Wurst, Fertigprodukten, Fast Food und Knabbereien vorkommen, lassen sich besonders gut in den Fettzellen um Bauch und Hüfte speichern. Ungesättigte Fette aus Fisch, Leinöl, Walnussöl, Rapsöl oder Avocado landen nicht auf den Hüften. Sie werden für viele lebensnotwendige Funktionen verwendet. Fett macht also fit oder Fett macht dick, je nachdem, welches Sie verwenden. Achten Sie deshalb auch darauf, welche Fette Sie verzehren.

Übersäuerung verlangsamt den Stoffwechsel

Wussten Sie, dass auch die fettverbrennenden Enzyme abhängig vom Säurewert in den Zellen sind? Enzyme bestehen aus Eiweißen und haben vielfältige Funktionen im Körper. Enzyme benötigen auch Mineralien und Vitamine, um zu funktionieren. Es sind die Zündfunken des Lebens, denn durch sie kommt die Fettverbrennung erst ins Rollen. Mehrere tausend Enzyme beschleunigen unseren Stoffwechsel, indem sie chemische Reaktionen im Körper ankurbeln. Es sind wahre Stoffwechselturbos, wenn der pH-Wert stimmt. Dafür brauchen sie eine bestimmte Betriebstemperatur und einen idealen Säurewert. Kleine Abweichungen und Störungen im Säure-Basen-Haushalt sorgen dafür, dass die Leistungsfähigkeit der Enzyme schon um die Hälfte sinken kann. Das geht im Darm los, wo bestimmte Enzyme die Fett- und Kohlenhydratverdauung regeln. Die Nahrung kann bei einer Übersäuerung nicht richtig verdaut und verwertet werden. Ein träger langsamer Darm mit unangenehmer Gärung und Fäulnis kann die Folge sein. Problematisch wird es dann, wenn die Enzyme für den Fettabbau nicht ihre volle Leistung bringen. Ihr Körperumfang will dann einfach nicht weniger werden, obwohl Sie durch verschiedene Diäten Ihre Kalorienzufuhr reduziert haben.

Merke Mit jedem Jahr, das Sie älter werden, arbeitet durch die Übersäuerung und die mangelnde Enzymaktivität auch Ihr Stoffwechsel langsamer. Entsäuern Sie Ihren Stoffwechsel und essen Sie basisch. Denken Sie daran: Das Problem sind nicht nur die

Kalorien im Lebensmittel, sondern das Problem ist der übersäuerte Stoffwechsel, der diese Kalorien nicht richtig verbrennen kann, weil Enzyme unzureichend gebildet werden.

Übersäuerung macht Heißhunger

Die meiste Energie benötigen die Zellen einerseits, um wichtige Vitalstoffe durch die Zellmembran aufzunehmen und andererseits, um ihre Abfallstoffe und Säuren loszuwerden. Das Gehirn reagiert auf Nährstoff- und Energiemangel mit Hunger. Es will uns sagen: »Iss was und decke meinen Bedarf an Vitalstoffen, damit ich Energie produzieren kann.« Essen wir das Falsche und nehmen wir wieder keine Vitalstoffe auf, hat das Gehirn keinen Erfolg gehabt. Die gleiche Meinung wird noch einmal zum Besten gegeben und noch einmal und noch einmal, um die fehlenden Vitalstoffe zuzuführen und um Energie zu produzieren. So auch bei Ihnen, wenn Sie unwiderstehlich zur Schokolade greifen, bis die Tafel leer ist. Der Körper bekommt einfach nicht die Vitalstoffe und Basen, die er benötigt. Übergewicht ist also eine Reaktion Ihres Körpers auf einen Mangel an Basen und den Säure-Basen-Helfern. Basen- und Energiemangel führt demnach zu Heißhungerattacken. Der Körper hungert danach, seine Zellen mit basischen Vital- und Mineralstoffen aufzufüllen, damit Energie gewonnen werden kann. Essen Sie jedoch weiterhin zu säurelastig, fallen immer mehr Säuren im Stoffwechsel an. Wohin mit diesen Säuren? Und noch ein Teufelskreis beginnt.

Unser Tipp Essen Sie vor jedem Essen einen Teelöffel Bio-Basenmischung (siehe Seite 221), um die Pufferkapazität im Blut zu erhöhen. Sie werden sehen, das Hungergefühl wird vermindert und der Säure-Basen-Haushalt verbessert.

Cellulitis entsteht

Am Beispiel der Cellulitis, der sogenannten Orangenhaut, lässt sich der Teufelskreis von Fetteinlagerung, Übergewicht und Übersäuerung gut erklären. Frauen haben eine besondere Struktur in ihrem Bindegewebe, das – anders als bei Männern – in lockeren Strängen angebracht ist. Initialzündung für die Entstehung der Cellulitis sind die Einlagerungen von Depotfett, Säuren und Schlacken in die Fettzellen und in das Bindegewebe der weiblichen Unterhaut. Die Fettzellkammern schwellen an, beulen sich durch Kollagenfasern nach außen, und die typischen Cellulitismuster entstehen. Wenn diese Säuren, Schlacken und Fette nicht ausgeschieden werden können, dann drücken die prall gefüllten Fettkammern auf die Lymphe. Der Lymphfluss ist eingeschränkt und kann weitere Stoffwechselzwischenprodukte nicht richtig abtransportieren. In der Folge verliert das Bindegewebe an Elastizität, quillt auf und wird immer schlechter mit Nährstoffen und Sauerstoff versorgt. Das Gewebe übersäuert. Das ist der Grund, warum auch schlanke, übersäuerte Frauen Probleme mit Cellulitis haben. Die Betroffenen fühlen sich zudem häufig müde und schlapp und klagen über Rückenschmerzen, Migräne und Darmprobleme.

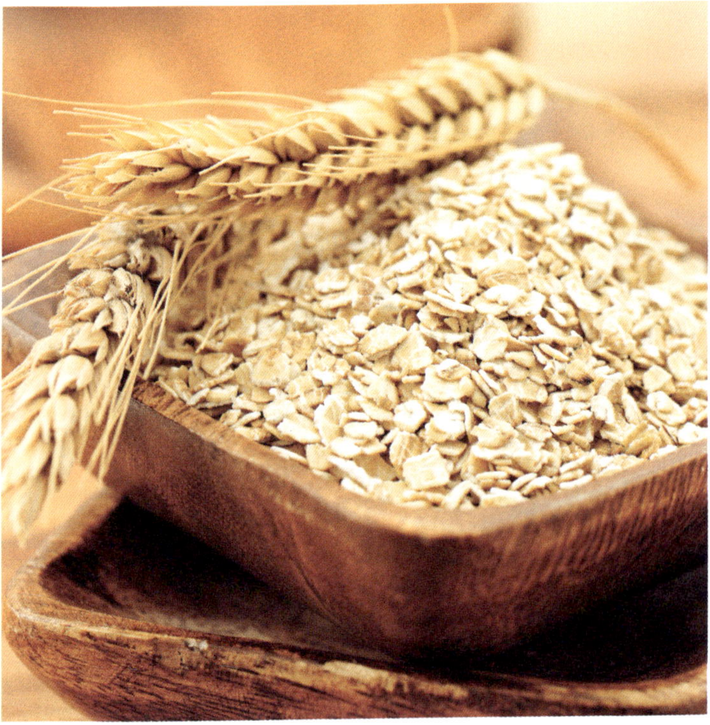

Hafer ist ein guter Lieferant für Ballaststoffe, Vitamine und Mineralstoffe. Er stärkt das Immunsystem, sorgt für eine gute Verdauung und unterstützt den Zell- und Gewebeaufbau.

Oft ist auch der Darm betroffen

Der Darm ist entscheidend am Entstehungsprozess der Cellulitis beteiligt. Die Betroffenen leiden oft auch an einem sogenannten Reizdarm. Sie haben morgens geschwollene Augen und dicke Finger. Sie klagen über »Gluckern und Blähen im Bauch« oder leiden unter Durchfall und/oder Verstopfung. Am Abend ist der Bauch dann doppelt so dick wie morgens, alles spannt. Dies hängt mit einem gestörten Abtransport der Lymphe zusammen. Wenn der Darm und die Darmflora nicht in Ordnung sind, entsteht als Gegenregulation mehr Lymphflüssigkeit, die aber nicht richtig abfließen kann.

Kieselsäure und Silizium

Lebensmittel mit einem hohen Gehalt an Kieselsäure straffen das Bindegewebe. Das Silizium in der Kieselsäure verknüpft die Eiweißstrukturen im Bindegewebe. Reichlich enthalten ist Silizium in Kartoffeln, Hafer und Hirse, Spinat, Blumenkohl und Petersilie. Mit unserem Säure-Basen-Programm werden Sie also nicht nur an Gewicht verlieren, sondern auch Ihre Cellulitis in den Griff bekommen.

Säure-Basen-Helfer

Säure-Basen-Helfer sorgen dafür, dass keine sauren Zwischenprodukte im Stoffwechsel gebildet werden. An erster Stelle steht der Sauerstoff. Zudem benötigt der Körper sekundäre Pflanzenstoffe, Vitamine, die basenbildenden Mineralien Magnesium, Natrium, Eisen, Kalzium, Kalium und Spurenelemente wie Zink sowie Amino- und Fettsäuren. Eine basische Kost enthält viele solche Helfer.

Übersäuerung führt zu Beschwerden

Auf lange Sicht ruft eine Übersäuerung eine Vielzahl von Beschwerden hervor. Übergewicht ist nur der Anfang. Erst funktionieren nur ein paar Zellen nicht richtig, später ganze Organe. Wer da nicht aufpasst, fängt sich gravierende Stoffwechselprobleme ein, die sich in schweren Erkrankungen äußern können. Im Alter zeigt sich dann, was zuvor versäumt wurde.

Normalerweise kann sich der Säure-Basen-Haushalt optimal unterschiedlichen Belastungen und einer veränderten Ernährung anpassen. Deshalb sind wir in der Evolution so weit gekommen. Problematisch wird es nur, wenn wir mehr Säuren über einen längeren Zeitraum zuführen, als der Stoffwechsel und die Puffersysteme neutralisieren können. Denn in unserer Zivilisationskost haben wir heute so viele säurehaltige Lebensmittel bzw. Produkte, wie noch nie zuvor in der Geschichte. Oder aß Ihre Großmutter Schokoriegel, Konservenkost, Mikrowellenmenüs oder Fertigpizza aus der Tiefkühltruhe? Zudem sprach sie vom Sonntagsbraten — weil es nicht immer Fleisch auf dem Teller gab – und arbeitete stark körperlich, sodass das Essen regelrecht verbrannt wurde, nicht wahr? Unsere Lebensgewohnheiten haben sich geändert, das Nahrungsangebot auch. Das Zauberwort heißt einmal mehr: Säure-Basen-Balance. Wenn z. B. das Bindegewebe der Schilddrüse übersäuert ist, arbeitet der Stoffwechsel zu langsam. Ist der Darm verstopft, entstehen zu viel belastende Stoffe für den Leberstoffwechsel. Trinken wir zu wenig Wasser, arbeiten die Nieren nicht gut. Ohne eine grundlegende Entsäuerung haben reine Diäten keinen nachhaltigen Erfolg, da der Stoffwechsel nicht verändert wird.

Die Schilddrüse

Die Schilddrüse trägt maßgeblich zu unserem Wohlbefinden bei. Sie produziert eigene Hormone und regelt unsere körperliche Leistungsfähigkeit. Kommt die Schilddrüse durcheinander und übersäuert, so schlägt sich dies auf den gesamten Stoffwechsel nieder. Eine Unterfunktion der Schilddrüse führt nicht nur zur Gewichtszunahme, sie verhindert auch, dass wir wieder abnehmen. Ein doppeltes Problem. Solch eine Unterfunktion tritt bei Frauen während der Wechseljahre auf. Begleitend fühlen sie sich müde, frieren permanent, und der Darm neigt zu Verstopfung. Oft ist der gesamte Stoffwechsel übersäuert.

Jod und Selen

Jod ist notwendig, damit die Schilddrüse ihre Hormone produzieren kann, die neben vielen wichtigen Aufgaben auch den Grundumsatz des Menschen steuern. Funktioniert die Schilddrüse nicht richtig, kann es sowohl zu Unter- als auch zu Übergewicht

Fette und Säure-Basen-Haushalt

Fettstoffwechsel heißt so viel wie »Transport der Fettmoleküle aus den Vorratskammern der Hüften hin zu den Muskelzellen«. In den Muskelzellen werden die Fettmoleküle in die Mitochondrien (Zellkraftwerke) eingeschleust und verheizt. Fette müssen also aus dem Fettgewebe herausgelöst werden, um abgebaut werden zu können. Den Vorgang des Fettabbaus nennt man Lipolyse.

- → Der Fettabbau ist aber nur bei bestimmten Säurewerten möglich und gelingt auch nur dann, wenn bestimmte Enzyme, die Lipasen, aktiv sind und der Sauerstoffgehalt in der Muskelzelle hoch genug ist. Ist in der Muskelzelle beispielsweise der Milchsäurespiegel zu hoch, wird auch die Fettmobilisation aus den Hüften blockiert. Das Enzym, das den Transport zu den Muskelzellen übernimmt, ist dann nicht aktiv. Je saurer die Zelle, desto geringer die Fettverbrennung.
- → Wenn Sie ständig zwischendurch Kohlenhydrate naschen und den ganzen Tag einer sitzenden Bürotätigkeit nachgehen, dann ist ein aerober Kohlenhydratabbau (mit Sauerstoff) nicht immer möglich. Es entsteht Laktat als Zwischenprodukt (Laktat = Salz der Milchsäure). Haben Sie bei der Arbeit zudem viel Stress, wird dieser Vorgang auch noch verstärkt. Der Laktatspiegel geht in die Höhe und hemmt gleichzeitig die Fettverbrennung. Warum sollen die Fette auch aus den Hüften mobilisiert werden, wenn zu wenig Sauerstoff vorhanden ist und genug Kohlenhydrate zum Verbrennen zur Verfügung stehen?
- → Der gesamte Prozess der Fettverbrennung benötigt eine Vielzahl von Säure-Basen-Helfern wie Vitamine, Mineralien, Spurenelemente und

ungesättigte Fettsäuren. Diese Stoffe müssen durch eine basenbildende Nahrung aufgenommen werden, sonst bleibt das Fett dort liegen, wo Sie es nicht haben wollen – nämlich an Bauch, Beinen und Po.

→ Merke Es können nur Fette zu Energie verbrannt werden, wenn genügend Sauerstoff im Stoffwechsel vorhanden ist und der Milchsäurespiegel in der Muskelzelle nicht zu hoch ist. Problematisch sind deshalb alle Lebensmittel, die Zucker und Fett enthalten, denn der Zucker wird zuerst und so gut es geht verbrannt, während das Fett zunächst die Fettpölsterchen bereichert.

→ Doch nicht alle Fette, die Sie essen, landen zwangsläufig auf den Hüften. Es gibt sogar Fettsäuren, die die Kohlenhydratverbrennung erst ermöglichen. Ungesättigte Fettsäuren wie die Omega-3-Fettsäuren sind lebensnotwendig für den Körper und haben ganz andere Eigenschaften als die gesättigten Fettsäuren. Bestimmte Pflanzenöle wie Lein-, Raps- und Walnussöl sind für eine gesunde Ernährung unverzichtbar. Sie wirken im Stoffwechsel neutral, sie übersäuern nicht, wirken aber auch nicht basenbildend. Unerhitzt sind sie am wertvollsten für den Körper. Auch Lachs, Hering und Makrele sind gute Quellen für Omega-3-Fettsäuren.

kommen. Schilddrüsenhormone werden auch durch Eiweißfäulnisprodukte aus dem Dickdarm blockiert. Unvollständig verdaute Nahrungsreste gelangen immer in den Dickdarm, wo sie von unseren Darmbakterien zersetzt werden. Auch sie brauchen Nahrung. Isst man sehr viel Eiweiß, vor allem Käse, Wurst und Fleisch, entstehen solche Fäulnisprodukte. Dies wird verstärkt, wenn der Dickdarm durch Entzündungen sein Abwehrvermögen verliert. Die Fäulnisstoffe gelangen über den Darm durch Lymphe und Blut in die Schilddrüse. Es macht also keinen Sinn, eine eiweißreiche Diät zu praktizieren. Die Auswirkungen auf den Darm und den Säure-Basen-Haushalt sind langfristig schlimmer als der kurzfristige Gewichtsverlust. Dieser ist sowieso vor allem auf den Verlust von Wasser und Muskulatur zurückzuführen.

Merke Die Schilddrüse braucht den Säure-Basen-Helfer Jod. Dieses Spurenelement kommt vor allem in Fischen, wie Seelachs und Kabeljau, und Meeresfrüchten, wie Garnelen, vor, wobei auch Äpfel und Kartoffeln Jod enthalten. Da jedoch beim Zubereiten durch Wasserverluste auch Spurenelemente ausgeschwemmt werden, ist roher Fisch eine gute Alternative. Schon mit zehn Stückchen Sushi können Sie die empfohlene Tagesdosis von 200 Mikrogramm Jod decken. Gleichzeitig nehmen Sie dann auch Selen auf. Dieses Spurenelement fängt die freien Radikale ab, welche die Zellen des Schilddrüsengewebes schädigen können. Selen schützt also vor einer Unterfunktion der Schilddrüse. Selenquellen sind auch Paranüsse, Kokosnüsse, Sesam, Mais und Hülsenfrüchte.

Die Leber

Die Leber ist ein basophiles Organ, das heißt sie liebt Basen. Sie ist unsere größte Drüse im Körper. Man könnte sie auch als großes Chemielabor und als Energiezentrale bezeichnen. Sie läuft rund um die Uhr auf Hochtouren. Die Leber bekommt über ein spezielles System, die Pfortader, alles präsentiert, was aus unserem Verdauungstrakt in die Blutbahn gelangt. Nachdem Sie Ihr Sahnetörtchen gegessen haben, wird es in Magen und Darm zerkleinert, und dann werden Eiweiße, Fette und Kohlenhydrate über die Pfortader zur Leber transportiert. Der Kohlenhydrat,-Eiweiß- und Fettstoffwechsel findet zum großen Teil in der Leber statt. Die Leber verteilt alle Nährstoffe. Einen Teil behält sie für Notfälle zurück. Sie dient auch als Energiespeicher, denn sie kann Zucker in Form von Glykogen lagern. Von dort kann sich der Körper blitzschnell bedienen, falls der Blutzuckerspiegel absinkt. Sie speichert außerdem viele Vitamine und Mineralstoffe.

Abbau von Giftstoffen

Gleichzeitig hat die Leber die Möglichkeit, potenziell giftige Stoffe zu entschärfen. Medikamente und Alkohol werden hier abgebaut. Diese Stoffe stören den Säure-Basen-Haushalt und müssen unschädlich gemacht werden. Sogar das giftige Ammoniak, das durch die Eiweißfäulnis im Darm entsteht, wird in der Leber entgiftet. Deshalb vorsichtig mit eiweißreichen Diäten – sie produzieren neben zu viel Säure auch Ammoniakgifte im Darm. Aus dem Abbau organischer Säuren aus Obst und Gemüse bildet die Leber Basen. Mit diesen wertvollen Basen kann sie die im Stoffwechsel anfallenden Säuren neutralisieren. Die Leber kann im Vergleich zu den Nieren jeden Tag die 40-fache Menge an Säuren abpuffern. Sie ist das wichtigste Regulationsorgan im Säure-Basen-Haushalt. Alle Verdauungssäfte, mit Ausnahme des Magensafts, sind basisch. Die Leber gibt den wichtigen Gallensaft an den Darm ab, der sehr basisch ist und der Fettverdauung hilft.

Merke Ohne eine intakte Leber ist eine Säure-Basen-Regulation und damit verbunden auch eine gute Fett- und Kohlenhydratverbrennung nicht optimal möglich.

Fettleber macht müde und träge

Ein Zuviel an tierischem Eiweiß (Käse, Fleisch, Wurst) und Medikamenten bedeutet immer auch Leberstress. Vor allem ein erhöhter Alkoholkonsum ist für die Leber problematisch. Der Alkohol wird zusammen mit Zucker in Fettsäuren umgewandelt, die dann abtransportiert und zur Energiegewinnung genutzt werden. Bewegen wir uns nicht, wird keine Energie benötigt. Die Fettsäuren werden nicht verbrannt. Sie sind aber da und müssen irgendwo hin. Die Leber kann sie deponieren, sie verfettet. Es kommt zur Fettleber. Eine Fettleber wird durch den hohen isolierten Kohlenhydratverzehr von Süßwaren, Limonaden und Backwaren zusätzlich begünstigt, da die Snacks von der Leber in Fett umgebaut werden, wenn keine Bewegung stattfindet. Hier ein Stück Schokolade, dort ein Stück Kuchen, zwischendurch eine Limonade gegen den Durst – das sind alles Dickmacher, die auch die Leber verfetten lassen. Eine Fettleber entgiftet aber nicht richtig, und die anfallenden Säuren können nicht optimal über die Nieren ausgeschieden werden. Der Körper verschlackt.

Merke Die Leber mag basenüberschüssige Lebensmittel, die zusätzlich noch Bitterstoffe enthalten, denn diese regen den Gallenfluss und damit die Entgiftung an. Bitterstoffe sind enthalten in: Artischocken, Chicorée, Löwenzahn, Radicchio, Rucola, Grapefruits, Orangen und Zitronen. Auch viele Kräuter und

Gewürze wie Estragon, Ingwer, Kardamom, Kerbel, Liebstöckel und Thymian sind reich an Bitterstoffen. Diese Basenbildner sorgen nicht nur für ein gutes Sättigungsgefühl, sondern regen auch die Darmtätigkeit an.

Der Darm

Eine gute Verdauung ist sehr wichtig, um die Lebensmittel richtig aufschließen zu können. In der ayurvedischen Lehre spricht man vom Verdauungsfeuer. Feuer ist dynamisch und effizient. Doch es gibt Dinge, die besser oder schlechter brennen. Außerdem benötigen die Flammen genügend Sauerstoff. Ein träger Darm, dem das Verdauungsfeuer fehlt, produziert zu viele Gärungs- und Fäulnisgifte. Diese überlasten den Stoffwechsel und tragen zur Übersäuerung bei.

Verstopfung macht träge und dick

Übergewicht geht oftmals mit einer schlechten Verdauung einher, der Darm arbeitet zu langsam, und Sie fühlen sich nicht gut. Genau so langsam wie Ihre Verdauung arbeitet, genau so langsam arbeitet dann der gesamte Stoffwechsel, also auch Ihre Fettverbrennung. Die Bewegung der Darmmuskulatur hat einen entscheidenden Einfluss auf die Zeitspanne, in der der Nahrungsbrei durch die Darmpassage bewegt wird: Je besser sich der Darm bewegt, umso schneller werden die Nahrungsreste aus dem Körper befördert. Die Intensität der Darmbewegung hängt dabei von der aufgenommenen Nahrung ab. Besonders wichtig ist eine hohe Aufnahme an Ballaststoffen, da diese die Darmmuskulatur ständig anregen. Ein weiterer Vorteil ist, dass potenziell giftige und krebserregende Stoffe von den wichtigen Ballaststoffen gebunden und somit schneller ausgeschieden werden können. Die aufgenommenen Ballaststoffe müssen jedoch vom Darm gut verwertet werden können und der Verdauungskraft des Einzelnen angepasst sein.

Unser Tipp Wenn Sie bisher wenig Vollkorn verzehrt haben, so sollten Sie zunächst mit kleinen Portionen Ballaststoffen beginnen. Bereiten Sie sie so zu, dass Sie sie vertragen. Es muss nicht gleich das Frischkornmüsli aus grobem Schrot sein. Achten Sie beim Brot auf Bio-Qualität. Lassen Sie sich und Ihrem Darm Zeit, um sich an die veränderte Kostform zu gewöhnen, starten Sie behutsam, sonst kann es zu unangenehmen Gärungsvorgängen kommen. Wenn Sie noch nie gelaufen sind, können Sie ja schließlich auch nicht gleich an einem Marathon teilnehmen. Erst müssen Sie trainieren – und so können Sie auch Ihren Darm trainieren, nämlich mit gesunden Ballaststoffen.

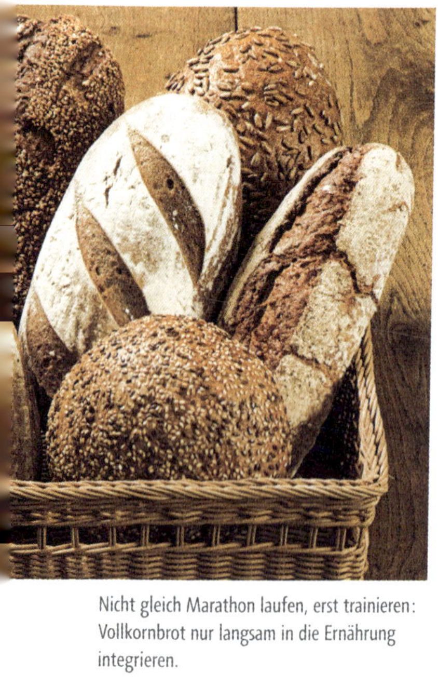

Nicht gleich Marathon laufen, erst trainieren: Vollkornbrot nur langsam in die Ernährung integrieren.

Ballaststoffe sind ideale Sattmacher

Ballaststoffe kommen nur in pflanzlichen Lebensmitteln vor, tierische Lebensmittel enthalten keine Ballaststoffe. Ballaststoffe enthalten keine Kalorien, weil sie für den Menschen nicht verwertbar sind. Auch für die Sättigung sind vor allen Dingen die Ballaststoffe zuständig. Ballaststoffe sind die ideale Hungerbremse. Wählen Sie deshalb die richtigen Kohlenhydrate aus, z.B. kernige Haferflocken, grobkörniges Vollkornbrot, Dinkel- und Roggensauerteigbrot, Kartoffeln, aber auch Vollkornnudeln und Naturreis, Nüsse und Trockenobst halten lange vor. Merken Sie etwas? Alle basischen Lebensmittel enthalten Ballaststoffe! Praktisch oder? Limonaden, Süßwaren und Backwaren enthalten wenig oder gar keine Ballaststoffe, wirken säurebildend und machen überhaupt nicht satt. Viele Zivilisationserkrankungen und das Übergewicht sind eine Folge der verminderten Ballaststoffaufnahme. Eiweißreiche Diäten, ohne einen ausreichenden Anteil an gesunden Kohlenhydraten wie Kartoffeln, Reis, Nudeln oder Brot, führen zu Verstopfung. Die wertvollen Ballaststoffe werden bei den meisten kohlenhydratarmen Diäten zu wenig zugeführt. Deshalb Vorsicht bei einseitigen Low-Carb-Diäten: Ihr Darm wird träge, Ihr Stoffwechsel übersäuert.

Die Bauchspeicheldrüse

Die Bauchspeicheldrüse arbeitet nur optimal im basischen pH-Bereich. Ist der Stoffwechsel chronisch übersäuert, ist auch ihre Funktion eingeschränkt. Jedes Enzym, das von der Bauchspeicheldrüse gebildet wird, kann nur innerhalb bestimmter Säurewerte aktiv sein. Besonders die Kohlenhydrate werden durch die Enzyme der Bauchspeicheldrüse aufgeschlossen. Verschlimmern können sich diese Symptome durch einen zu hohen Konsum an isolierten, versteckten Zuckern in Süßwaren, Limonaden und Backwaren. Ein schlecht funktionierender Kohlenhydratstoffwechsel führt neben Diabetes auch zu Fettleibigkeit. Die überflüssigen Kohlenhydrate werden von der Leber in Fett umgebaut und landen bei Bewegungsmangel auf den Hüften. Doch auch ein zu hoher Eiweißkonsum führt langfristig zu Problemen und übersäuert die Bauchspeicheldrüse.

Insulin

Wird der Körper mit Zucker konfrontiert, produziert die Bauchspeicheldrüse das Hormon Insulin. Dieses sorgt dafür, dass der Blutzuckerspiegel wieder sinkt, indem es den Zucker zu den Zellen bringt und diesen als Energielieferant zur Verfügung steht. Das Hormon ist lebenswichtig, denn ohne Insulin bleibt der Zucker im Blut, die Zellen erhalten nicht die für sie lebensnotwendige Energie, und es kann zu Schädigungen an Nerven und Gefäßen kommen. Zudem reduziert ein dauerhaft erhöhter Insulinspiegel im Blut die Fettverbrennung, da der Körper das Signal erhält, dass Zucker als Energiequelle in die Muskelzelle gebracht wird. Steigt der Blutzuckerspiegel durch eine kohlenhydrathaltige Mahlzeit wie Cornflakes mit Kakao an, gibt der Körper übermäßig viel Insulin ins Blut ab. Insulin transportiert den Zucker in die Muskelzelle, holt jedoch mehr Zucker aus dem Blut als nötig, sodass eine Unterzuckerung entsteht. Kurz nach dem Verzehr von Cornflakes stellt sich ein erneutes Hungergefühl ein, wir essen erneut und nehmen zu.

Unser Tipp Mit unseren leckeren basischen Müsli-Variationen bleiben Sie bis mittags satt und sorgen für einen konstanten Insulinspiegel. Gesunde Kohlenhydrate aus Vollkorn sind die beste Energiequelle. Sie versorgen uns stetig mit Energie und stehen auch der Fettverbrennung nicht im Weg.

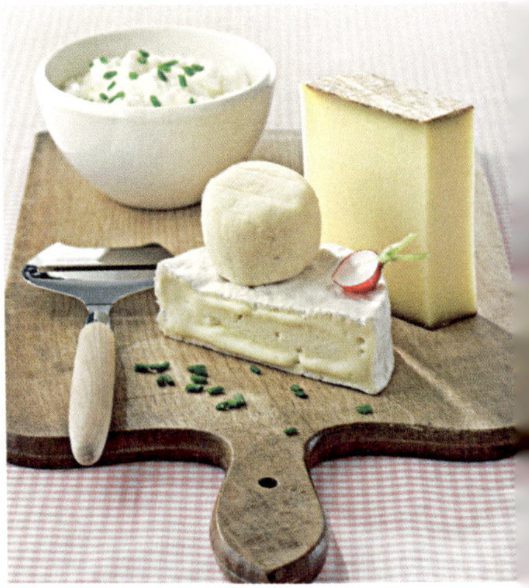

Hartkäse wirkt stärker säurebildend als Weich- oder Frischkäse, da er einer längeren Reifung unterliegt.

Glykämischer Index

Der glykämische Index (Glyx) gibt an, wie stark die Wirkung von Lebensmitteln auf den Blutzuckerspiegel ist. Traubenzucker (Glukose) entspricht dem Wert 100. Alle anderen Lebensmittel setzt man hierzu in Relation. Ein Lebensmittel mit einem Glyx von 50 lässt den Blutzuckerspiegel nur halb so stark steigen wie Traubenzucker. Sogenannte »Glyx-Diäten« haben das Ziel, einen hohen Blutzuckeranstieg zu vermeiden. Es sollten mehr Gemüse, Salate und Obst und weniger Getreide und Vollkornprodukte verzehrt werden und dazu reichlich Fleisch, Fisch und Ei, da diese keinen direkten Einfluss auf den Blutzuckerspiegel haben. Doch ein viel zu hoher Konsum von tierischem Eiweiß übersäuert die Bauchspeicheldrüse, produziert Schlackenstoffe und führt langfristig zur Erschöpfung des Organs. Es kann sich eine Insulinresistenz entwickeln. Der Zucker bleibt im Blut zurück, die Blutzuckerwerte steigen an. Ein Teufelskreis beginnt, denn von außen zugeführtes Insulin blockiert natürlich die Fettverbrennung und führt zu Übergewicht. Unsere Säure-Basen-Diät verbessert nicht nur Ihr Gewicht, sondern entsäuert natürlich auch intensiv Ihren Stoffwechsel. Dies merken Sie an dem Energiezuwachs, den Sie nach nur einer Woche Suppenfasten erzielen. Probieren Sie es aus. Sie werden begeistert sein.

Die Nieren

Die Nieren sind unsere wichtigsten Ausscheidungsorgane. Über 15-mal in einer Stunde filtern sie unsere Stoffwechselprodukte und scheiden die aus dem Eiweißstoffwechsel anfallende Harn- und Schwefelsäure sowie Phosphorsäure aus. Dazu benötigen die Nieren natürlich viel Wasser sowie das Spurenelement Zink, denn dieses ist ein Co-Faktor wichtiger Entgiftungsenzyme. Zink ist enthalten in Vollkornbrot, Hülsenfrüchten, Reis, Hirse, Mais, Nüssen und Spargel.

Unser Tipp Reduzieren Sie starke Säurebildner wie Fleisch, Wurst und Käse. Denn tierisches Eiweiß hinterlässt viele ausscheidungspflichtige Substanzen. Das ist Schwerstarbeit für die Nieren.

Das Ernährungsquiz zu Säuren und Basen

Kreuzen Sie immer die Antwort an, die am ehesten zutrifft. Für die Basenantworten gibt es Pluspunkte, für die Säurenantworten Minuspunkte. Am Ende sollten die Basenpunkte überwiegen.

Fragen zu Basen

1. Wie oft nehmen Sie frisches Obst/frische Obstsäfte oder Trockenobst zu sich?

Mehrmals täglich (5)
Täglich (3)
Mehrmals wöchentlich (2)
Selten (1)
Nie (0)

2. Welche Fette verzehren Sie überwiegend? Mehrfachnennungen möglich!

Hauptsächlich Margarine und Schmalz (0)
Kalt gepresste, unraffinierte Bio-Öle zum Salat (3)
Ich dünste mit unraffinierten Bio-Ölen wie z. B. Bratöl, Olivenöl oder Rapsöl (2)
Ich esse täglich Bio-Leinöl (4)
Ich verwende überwiegend Sonnen- blumenöl aus dem Discounter (0)

3. Wie oft essen Sie Nüsse und Samen als Zwischenmahlzeit, z. B. Mandeln, Cashewnüsse, Sesam, Sonnenblumenkerne etc.?

Mehrmals täglich (5)
Täglich (3)
Mehrmals wöchentlich (2)
Selten (1)
Nie (0)

4. Wie viel Wasser trinken Sie?

Täglich mehr als 2 Liter (5)
Täglich 1,5 bis 2 Liter (3)

Täglich circa 1 bis 1,5 Liter (2)
Weniger (1)
Nie, trinke andere Getränke (0)

5. Wie oft kochen Sie selbst oder essen frisch Gekochtes?

Täglich (3)
Mehrmals wöchentlich (2)
Selten (1)

6. Wie oft essen Sie Vollkornprodukte wie Brot, Nudeln, Müsli, Getreideflocken oder Reis?

Täglich (5)
Mehrmals wöchentlich (3)
Selten (1)
Nie (0)

7. Wie oft essen Sie Kartoffeln oder Kartoffelprodukte (außer Pommes frites, Kroketten und Rösti)?

Täglich (5)
Mehrmals wöchentlich (3)
Selten (1)
Nie (0)

8. Wie oft verwenden Sie frische Kräuter, getrocknete Kräuter oder tiefgefrorene Kräuter zum Zubereiten der Speisen?

Täglich (5)
Mehrmals wöchentlich (3)
Selten (1)
Nie (0)

9. Wie oft essen Sie Gemüse oder Gerichte mit Gemüse (Gemüsesuppe, Gemüseaufläufe, Gemüseteller) oder Salate?

Täglich (5)
Mehrmals wöchentlich (3)
Selten (1)
Nie (0)

10. Wie oft fasten Sie im Jahr?

Zweimal jährlich (5)
Einmal jährlich (3)
Nie (0)

11. Wie oft legen Sie einen Entschlackungstag z. B. mit Früchten, Suppen oder Kartoffeln pro Woche ein?

Ein Tag in der Woche regelmäßig	(3)
Ab und zu, nach Festen	(1)
Nie	(0)

Fragen zu Säuren

1. Wie oft essen Sie Käse?

Täglich	(-5)
Mehrmals wöchentlich	(-3)
Selten	(-1)
Ich vertrage keinen Käse aus Kuhmilch, esse dafür täglich Ziegen/oder Schafskäse	(-5)

2. Wie oft essen Sie Sauermilchprodukte (wie z. B. Joghurt, Quark, Kefir, Buttermilch etc.)?

Täglich	(-3)
Mehrmals wöchentlich	(-2)
Selten	(-1)
Nie	(0)

3. Wie oft essen Sie Fisch?

2-mal wöchentlich	(-3)
Selten	(-2)
Nie	(0)

Anmerkung: Fisch ist zwar durch die Omega-3-Fette gesünder als Fleisch, aber dennoch ebenso stark säurebildend.

4. Wie oft essen Sie Fleisch und/oder Wurst?

Täglich	(-5)
2- bis 3-mal pro Woche	(-3)
Selten	(-1)
Nie	(0)

5. Wie oft essen Sie Fast Food?

Täglich	(-5)
Mehrmals wöchentlich	(-3)
Selten	(-1)
Nie	(0)

6. Wie häufig trinken Sie alkoholische Getränke?

Täglich 1 bis 2 Gläser Wein oder Bier (-5)
1- bis 2-mal wöchentlich Bier oder Wein (-3)
Nur am Wochenende (-1)
Nur bei Gelegenheiten als Ausnahme (0)

7. Wie häufig trinken Sie Cola, Limo und andere zuckerhaltige Getränke?

Täglich (-5)
Mehrmals wöchentlich (-3)
Selten (-1)
Nie (0)

8. Wie oft naschen Sie am Abend? Mehrfachnennungen möglich!

Vor dem Fernsehgerät gibt es immer noch süße Snacks (-5)
Vor dem Fernsehgerät gibt es immer noch salzige Snacks (-3)
Nur bei besonderen Anlässen (-2)
Nie, nach dem Abendessen ist bei mir Schluss (0)

9. Wie häufig essen Sie Frittiertes, Gegrilltes, Gebratenes?

Täglich (-5)
Mehrmals wöchentlich (-3)
Selten (-1)
Nie (0)

10. Wie oft essen Sie zwischendurch Süßigkeiten wie Eis, Schokolade, Kekse, Kuchen?

Täglich (-5)
Mehrmals wöchentlich (-3)
Selten (-1)
Nie (0)

11. Wie oft essen Sie Fertigmenüs, Tütenprodukte, Doseninhalte?

Täglich (-5)
Mehrmals wöchentlich (-3)
Selten, in Ausnahmen (-1)
Nie, koche immer frisch (0)

Auswertung Säure-Basen-Quiz

Die gesammelten Basenpunkte zeigen Ihnen an, wie gut Ihr Stoffwechsel mit wichtigen Basen versorgt ist, ob er das Potenzial besitzt zu entsäuern, um das Abnehmen möglich zu machen.

Ihre Basenpunkte

0-20 Punkte

Sehr basisch ernähren Sie sich nicht. Ihnen fehlen die basischen Reserven. Entweder haben Sie mit dem Gewicht Probleme, oder Sie haben viele kleine Beschwerden. Verbessern Sie Ihr Basenkonto und essen Sie mehr Früchte, Gemüse und Salate. Wenn Sie essen gehen, bevorzugen Sie leichte Pasta oder die asiatische Gemüseküche und verzehren Sie mehr Kartoffeln. Ihr Basenkonto können Sie auch mit frisch gepressten Säften und/oder Gemüsesuppen in der Mittagspause verbessern. Und vergessen Sie bitte das Trinken von Wasser nicht, nur so können Sie entsäuern. Eine basische Nahrungsergänzung wäre zur Verbesserung der Säure-Basen-Balance sinnvoll. Sie können auch eine Intensiv-Entsäuerung durch eine Woche Suppenfasten einmal oder zweimal im Jahr durchführen.

21 bis 35 Punkte

Ihre Basenzufuhr klappt schon gut, aber Sie können noch einiges verbessern. Ersetzen Sie Weißmehlprodukte durch Vollkornprodukte. Nehmen Sie als Zwischenmahlzeit öfter Trockenfrüchte oder Nüsse, wie es das leckere Studentenfutter ist, ein. Sie können auch einen Entschlackungstag pro Woche einfügen – entweder im Winter als reinen Kartoffeltag oder im Sommer als reinen Früchtetag.

36 bis 51 Punkte

Toll, Ihre Ernährung ist basenreich und ausgewogen. So kann es weitergehen. Alle wichtigen Basenspender stehen regelmäßig auf Ihrem Speiseplan. Wenn Sie es noch besser machen wollen, dann fangen Sie an, frisch gepresste Säfte zu trinken und essen Sie rotes, gelbes und grünes Gemüse, so nehmen Sie alle möglichen sekundären Pflanzenstoffe auf. Nutzen Sie saisonale Angebote an Obst und Gemüse.

Ihre Säurepunkte

0 bis -20 Punkte

Glückwunsch, Ihre Säurezufuhr hält sich in Grenzen. Sie haben Ihren Säure-Basen-Haushalt ziemlich gut im Griff. Fast Food, Fleisch, Wurst, Käse, Süßigkeiten und Co. haben keinen festen Platz in Ihrer Ernährung. Wenn Sie etwas an säurebildenden Lebensmitteln essen, ist das natürlich kein Problem. Wenn Ihr Basenkonto ebenso günstig ausfällt, dann machen Sie weiter so. Wichtig ist die Säure-Basen-Balance, Säuren mit Basen zu neutralisieren.

-21 bis -35 Punkte

Sie essen zu viele Säurebildner. Ihr Stoffwechsel wird durch die Ernährung mit zu vielen sauren Stoffwechselprodukten konfrontiert. Ihre Schwäche sind Süßigkeiten, Fleisch, Wurst oder Käse, vielleicht essen Sie auch zu oft Fast Food oder Fertiggerichte. Überlegen Sie einmal, wie Sie Käse, Wurst und Fleisch durch vegetarische Speisen austauschen können. Unsere basischen Aufstriche helfen Ihnen dabei. Legen Sie abends eine Bewegungseinheit ein, anstatt mit Süßigkeiten vor dem Fernsehgerät zu sitzen. Was machen Ihre Übersäuerungssymptome und Ihr Gewicht? Wenn Sie mit Übergewicht kämpfen, sollten Sie entsäuern und Ihre Ernährung kritisch überprüfen. Was macht Ihr Basenkonto? Wenn dies stark im Plus ist, gleichen Sie Ihre Säuren wieder aus. Falls aber Ihre Säure-Basen-Differenz negativ bleibt, dann sollten Sie ins Handeln kommen!

-36 bis -50 Punkte

Ihre Säurezufuhr ist zu hoch. Ihre Nährstoffversorgung leidet. Sie essen zu viele Säurebildner. Dies rächt sich irgendwann mit überflüssigen Pfunden. Ihr Stoffwechsel wird von Jahr zu Jahr langsamer werden, da immer mehr Schlacken im Laufe der Zeit im Gewebe zwischengelagert werden müssen. Die Enzyme für den Fettabbau werden unzureichend gebildet. Entsäuern Sie Ihren Stoffwechsel. Fangen Sie an zu fasten, damit Ihr Körper eine intensive grundlegende Entsäuerung erfährt. Legen Sie zwei bis drei vegetarische Tage in der Woche ein. Auch die Einnahme einer basischen Nahrungsergänzung ist sinnvoll, um die Basendepots aufzufüllen. Verzichten Sie in Zukunft so gut es geht auf Fast-Food-Gerichte, setzen Sie auf basische Alternativen wie Kartoffeln oder Gemüse. Unsere Snacks und Gerichte geben Ihnen Tipps für den Alltag.

Mit Suppenfasten den Körper reinigen

Ohne eine grundlegende Umstellung des Stoffwechsels in den Bereichen Ernährung, Entschlackung, Begeisterung und Bewegung ist eine umfassende Entsäuerung nicht möglich. Es gilt, nicht nur das Blut, sondern vor allem die Zellen, allen voran jene von Lymphe und Bindegewebe, erfolgreich zu entsäuern. Phase 1 unseres Programms ist deshalb das Suppenfasten.

Die meisten Entsäuerungsmethoden haben langfristig keinen Erfolg, da lediglich chemische Basenpräparate verabreicht werden, die nur im Blut wirken, ohne den Zellstoffwechsel zu erreichen. Eine Übersäuerung in den Zellen ist aber die Folge einer über Jahre angesammelten Übersäuerung außerhalb der Zellen, nämlich des Bindegewebes. Werden lediglich die nur im Blut wirkenden Basenpräparate eingenommen, kann demnach die Ursache der Übersäuerung nicht verändert werden. Denn das eigentliche Geschehen im Körper spielt sich auf Zellebene ab. In einer übersäuerten Zellflüssigkeit können weder die Fettverbrennung noch alle andere Reaktionen optimal ablaufen. Übersäuerte Zellen sind zum Großteil damit beschäftigt, saure Abfallprodukte durch die Zellwand zu entsorgen, welche dann das Bindegewebe passieren und über die Nieren ausgeschieden werden – einen anderen Weg der Entsäuerung gibt es für den Körper nicht. Ist das umliegende Gewebe zu sauer oder enthält das Blut zu wenig basische Puffer, können die Zellen keine sauren Stoffwechselprodukte ausscheiden. Zunächst arbeiten sie langsamer, später schalten sie auf Kohlenhydratverbrennung um, verbrennen kein Fett mehr und übersäuern schließlich immer mehr. Das Fett bleibt in den Fettpolstern liegen.

Die Ursache beseitigen

In der Schulmedizin wird der Entsäuerung der Zellen wenig Beachtung geschenkt, da nur das Blut untersucht wird und nicht der Gewebe- und Zellstoffwechsel. Um auf die Ebene des Zellstoffwechsels zu kommen, bietet sich eine einwöchige Intensiv-Entsäuerung des Bindegewebes, der Lymphe und des Blutes in Form von einer Woche Suppenfasten an. In dieser Fastenzeit stellt der Stoffwechsel von äußerer auf innere Ernährung um. Neben einer intensiven Kohlenhydrat- und Fettverbrennung zur Energiegewinnung werden auch die Säuren verstärkt ausgeschieden. Diese Säureflut muss intensiv basisch gepuffert werden, damit keine Säurekrisen wie z. B. Gichtanfälle, Kopfschmerzen und Übelkeit entstehen. Dies ist nur mit einem basischen Suppenfasten möglich.

Merke Die Entsäuerung in der Zelle ist nur durch eine Fastenkur möglich. Nur so wird der Stoffwechsel gezwungen, Fett abzubauen und gleichzeitig Säuren auszuscheiden. Dieses Problem nur mit basischer Nahrungsergänzung zu lösen ist zu einfach und allein wenig erfolgreich. Das Suppenfasten entlastet den Körper erheblich. Optimal ist es, diese Fastenwoche zweimal jährlich durchzuführen.

Fit in sieben Tagen

Suppenfasten ist ein wahrer Fatburner, es befreit den Körper auf sanfte und schonende Art und Weise von seinen Fettpolstern, Schlacken und Giften. In der Zeit lebt der Körper von seinen Fettreserven auf Hüften, Po und Bauch. Suppenfasten ist der freiwillige Verzicht auf feste Nahrung für eine bestimmte Zeit, um die Zellen und das Bindegewebe intensiv zu entsäuern. Dabei werden alle Ausscheidungsorgane besonders unterstützt, und nebenbei können Sie bis zu sechs Kilogramm an Gewicht verlieren – im Durchschnitt verlieren Sie in einer Fastenwoche aber drei Kilogramm Körpergewicht. Ein leichtes Bewegungsprogramm inklusive Yogaübungen begleitet die Fastenwoche. Unsere leckeren Suppen (siehe Rezepte ab Seite 135) sind wahre Gaumenfreuden, und Sie verspüren die ganze Woche kein Hungergefühl.

Fasten in der Nacht

Wussten Sie eigentlich, dass Sie die Hälfte Ihres Lebens fasten? Richtig, nachts ist der Körper im Fastenstoffwechsel: Er nimmt die Energie für die Stoffwechselvorgänge aus seinen Fettreserven. Die Nahrung vom Vortag wird abgebaut, und die Schlacken werden am nächsten Morgen über den Stuhl und den Urin ausgeschieden. Jetzt ist Ihnen auch klar, warum Ihr Urin morgens immer eine gelbe Farbe hat und Ihre Zunge stärker belegt ist. Der Körper ist morgens in der Ausscheidungsphase und möchte sich von den nächtlichen Stoffwechselsäuren reinigen. Je mehr Wasser Sie morgens trinken, umso schneller werden die nächtlichen Schlacken ausgeschieden.

Unser Tipp Starten Sie jeden Morgen mit zwei Gläsern Wasser ohne Kohlensäure in den Tag, um die Säuren der Nacht zu verdünnen und auszuscheiden.

Suppen zum Wohlfühlen

Unsere Fatburner-Fastensuppen bestehen aus Kartoffeln, Gemüse und vielen frischen Kräutern, die extrem basisch sind und dem Körper besonders viele Mineralien und Spurenelemente zuführen. Die Suppen machen satt und fördern auf natürliche Art die Fettverbrennung. Zudem werden der Darm gereinigt und die Wärmeerzeugung gefördert. Beim Fasten friert man deshalb nicht, sondern fühlt sich pudelwohl.

Einfache Zubereitung

Die Rezepte zeigen, dass die Zubereitung der Suppen sehr einfach ist. Für die herzhaften Suppen werden z. B. zunächst Zwiebeln in wenig Olivenöl angeschwitzt, bevor weitere Zutaten dazukommen. Zwiebeln verbessern die Durchblutung und sorgen durch ihren Kaliumgehalt für einen besseren Abtransport von Schlacken aus dem Gewebe, wirken gegen Bakterien und hemmen Entzündungen. Kalium ist vor allem in Kartoffeln und Gemüse enthalten, es wirkt entwässernd, harntreibend und fördert also alle reinigenden und entgiftenden Prozesse. Da die Suppen nur wenig gesalzen werden, können überschüssige Salze und Säuren aus dem Körper ausgeschieden werden. Fastenkrisen durch zu starke Entgiftung kommen nicht vor.

Vorgänge beim Fasten

Beim Fasten schaltet der Stoffwechsel vom Ernährungsstoffwechsel in den Fastenstoffwechsel um. Der gesamte Verdauungsapparat wird weitgehend ruhiggestellt. Das bedeutet, dass die Energie, die wir normalerweise für die Verdauung benötigen (das sind ca. 30 Prozent unseres Gesamtenergiebedarfs), für andere Dinge zur Verfügung steht. Während des Fastens verwenden wir diese für die Zellregeneration, Entschlackung und Entsäuerung. Genau dadurch erhalten Sie eine schöne reine Haut, kräftiges Haar und stabile Fingernägel. In den ersten Fastentagen verbraucht der Körper seine wenigen Kohlenhydratreserven aus Leber und Muskulatur und holt nach und nach die Energie aus den Fettdepots. Er fährt den Stoffwechsel etwas auf Sparflamme, um Energie zu sparen. Ab dem zweiten Fastentag geht der Körper an die Fettpölsterchen, um Energie zu bekommen. Die Fettsäuren aus den Depots werden verbrannt, die Zelle intensiv entsäuert. Dabei entstehen saure Stoffwechselprodukte, die Ketosäuren. Diese Säuren müssen durch eine ausreichende Basenzufuhr neutralisiert werden. Dies ist mit unseren leckeren basischen Gemüsesuppen problem-

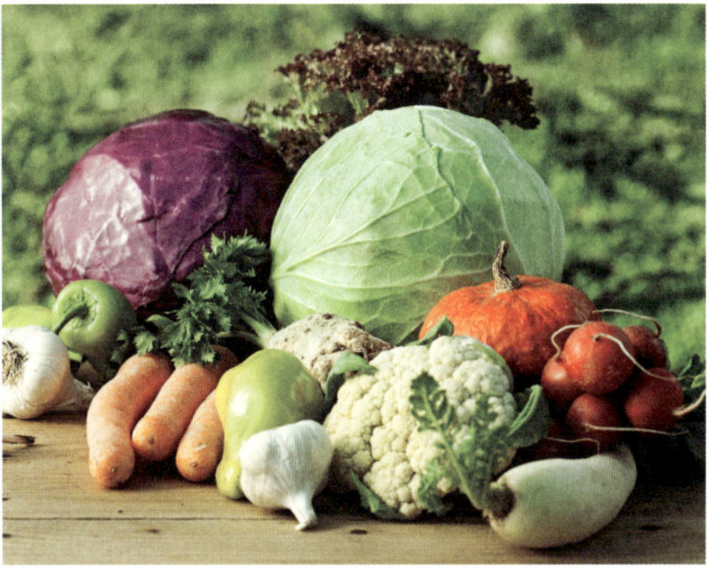

Gemüsesuppen und -brühen sind ideale Basenlieferanten. Beim Putzen und Schälen anfallende Teile lassen sich prima auskochen und damit auch noch gut verwerten. Wer mag, friert Putzreste ein und hält sie damit auf Vorrat.

los möglich. Bei den meisten Diäten fehlt diese basische Pufferung. Zur Ausschwemmung aller Schlacken muss man viel Wasser trinken.

Muskelaufbau

Je mehr Sie sich in dieser Zeit bewegen, desto mehr Fett kann verbrannt werden. Die Pfunde purzeln mit jedem weiteren Fastentag, und durch die Bewegung wird kein wertvolles Muskeleiweiß zur

Energiegewinnung herangezogen. Im Gegenteil: Nur durch Bewegungsimpulse werden Muskeln aufgebaut. Im Vergleich zu allen möglichen Diäten wird Ihre Figur gestrafft und Ihr Körper richtig entschlackt. Das Suppenfasten verhindert einen Eiweißabbau auch dadurch, dass Sie Ihrem Blut stets kleine Mengen an Kohlenhydraten zuführen. Die Blutkörperchen, Gehirn und Nervenzellen brauchen für ihre Energiegewinnung immer Glukose, also die kleinsten Kohlenhydratbausteine. Fehlen sie, sorgt die Leber dafür, dass welche aus Eiweiß hergestellt werden. Aber auch hier zeigt sich die Körperintelligenz einmal mehr: Im Verlauf des Fastens lernen diese Zellen, ihre Energiegewinnung aus Ketonkörpern, die aus der Fettverbrennung kommen, umzustellen.

Langfristiger Erfolg

Die schnellen Erfolge beim Abnehmen durch das Suppenfasten ziehen die Frage nach sich, ob das Suppenfasten das Gewicht auch langfristig reduzieren kann. Die Antwort ist eindeutig: ja. Unsere Erfahrungen seit 15 Jahren im Fastenwanderzentrum zeigen, dass das Gewicht mindestens ein halbes bis ein Dreivierteljahr gehalten wird oder noch weiter vermindert werden kann. Sehr zuverlässig zeigt sich der Bauchumfang als Maß für die Menge an innerem Bauchfett. Im Fasten reduziert sich der Umfang an Bauchfett, und damit nimmt gleichzeitig das Risiko für Herzinfarkt und Schlaganfall ab. Die Teilnehmer am Fastenprogramm sind von diesen Erfolgen so begeistert, dass sich viele gesunder Ernährung bewusst werden und langfristig ihre Ernährung umstellen. Durch die hohe Wiederholerquote von 70 Prozent

Ihre Vorteile beim Suppenfasten nach Moll, 2011

- Sie machen weder eine einseitige Diät noch eine Hungerkur.
- Sie fühlen sich vital und leistungsstark während der gesamten Fastenzeit.
- Sie genießen den ganzen Tag, ohne Hungergefühl zu verspüren, basische Suppen.
- Sie werden an Gewicht verlieren, was Sie an Hüften, Po und Bauch merken.
- Sie entgiften mit basischen Suppen ohne Eiweißverlust.
- Sie reinigen und sanieren Ihren Darm.
- Sie entsäuern die Zellen, die Lymphe und das Bindegewebe, also den gesamten Körper.
- Sie schwemmen Gifte aus.
- Sie bringen Sauerstoff in die Zellen, tanken Kraft und Energie für viele Monate.
- Sie werden keinen Jo-Jo-Effekt erleiden.
- Sie können lange Entsäuerungszeiten durchführen.
- Sie erleiden keine Fastenkrisen wie Kreislaufbeschwerden, Kopfschmerzen und Unterzuckerung.
- Sie werden endlich verschiedene Beschwerden los.
- Sie erhalten einen enormen Motivationsschub, Ihre Ernährung dauerhaft zu verändern.

in unserem Zentrum sehen wir zudem, dass die Teilnehmer des Suppenfastens, die nach dem vierwöchigen Programm zwischen sechs und zehn Kilogramm abgenommen hatten, auch im nächsten Jahr nicht mehr auf den Rippen haben.

Das Suppenfasten in der Praxis

Jeden Morgen gibt es eine Hafer- oder Fruchtsuppe. Mittags und abends stehen Gemüsesuppen auf dem Speiseplan, die immer mit Kartoffeln gebunden sind. Täglich werden 3 Liter Wasser und basischer Kräutertee getrunken, damit das Bindegewebe und der Zellstoffwechsel freigespült und die Säuren über die Nieren ausgeschieden werden können. Die tägliche Bewegung an der frischen Luft durch Spaziergänge verbessert den Lymphabfluss und formt die Muskulatur an Po, Oberschenkeln und Armen. Yogaübungen (siehe Seite 126 ff.) verbessern die Sauerstoffzufuhr des Gewebes und erhöhen die Fettverbrennung. Sie bekommen nach nur einer Woche Suppenfasten eine schöne, reine Haut und straffe Oberschenkel. Die Pfunde purzeln, Sie fühlen sich wie neugeboren. Dieser Erfolg wird durch die Basenwoche (Seite 89 ff.) und die 70/30-Regel (Seite 102 ff.) beibehalten. Und um den Körper während der Fastenzeit intensiv in der Entsäuerung zu unterstützen, gibt es ein paar Rituale, die im Folgenden dargestellt werden.

Einen Leberwickel auflegen

Der Leberstoffwechsel ist sehr fleißig in der Fastenzeit. Alle Schlacken werden von der Leber verarbeitet und an Darm und Nieren weitergereicht. Die Leber arbeitet also in der Fastenzeit auf Hochtouren, und sie kann durch die feuchte Wärme sehr gut unterstützt werden.

So funktioniert es: Füllen Sie eine Wärmflasche mit heißem Wasser und legen Sie sie auf ein feuchtes Handtuch. Beides legen Sie auf die Leber (rechte Seite, unterhalb des letzten Rippenbogens). Darüber legen Sie noch ein trockenes Handtuch. Zum Leberwickel legen Sie sich am besten ins Bett, um zu ruhen. Der Leberwickel dauert ca. 20 Minuten. Führen Sie den Leberwickel nach der sportlichen Aktivität am Mittag durch, dann werden Sie durch die feuchte Wärme auf Ihrem Bauch angenehm einschlafen und schön entspannen.

Die Zunge reinigen

Wie intensiv die Entschlackung in der Fastenwoche abläuft, sehen Sie am Belag Ihrer Zunge. Denn die Schleimhäute sind im Körper über ein ausgedehntes Informationssystem vernetzt und arbeiten Hand in Hand. Die Zunge kann grau gelblich und pelzig belegt sein, wenn eine starke Entgiftung von Leber und Galle vorliegt, wenn der Belag sehr stark weißlich hell ist, dann werden der Magen und Dünndarm gereinigt. Wenn der Darm sich reinigt und erneuert, werden auch alle anderen Schleimhäute gereinigt. Natürlich haben Zähne und Zahnfleisch vereinzelt einen nicht so gut riechenden Belag. Sie können mit einem Zungenreiniger diesen Belag einfach abschaben.

So funktioniert es: Morgens starten Sie sofort mit dem Reinigen der Zunge als erste Fastenübung. Putzen Sie sich mehrmals am Tag die Zähne und essen Sie ab und zu einen Zitronenschnitz, um ein frisches Gefühl im Mund zu haben.

Die Haut trocken bürsten

Das Richtige für Faultiere ist ein aktiver Start in den Tag. Bürsten Sie die Schlacken der Nacht regelrecht aus dem Körper und aktivieren Sie Ihren Stoffwechsel mit dem Trockenbürsten. Das Trockenbürsten führen Sie vor dem Duschen durch. Sie benötigen dazu eine Körperbürste, am besten mit einem langen Stiel. Sie werden überrascht sein, wie frisch Sie sich allein durch das Trockenbürsten fühlen. Das Trockenbürsten steigert die Durchblutung und sorgt dafür, dass die Haut weiterhin schön und elastisch bleibt. Zudem werden der Kreislauf stabilisiert und die Lymphe gereinigt.

So funktioniert es: Immer zum Herzen hin mit mittelstarkem Druck bürsten. Beachten Sie bitte die Reihenfolge: zunächst das rechte Bein (erst Außenseite, dann Innenseite), dann das linke Bein, den rechten Arm (Außenseite, dann Innenseite), den linken Arm, später den Bauch und zum Schluss den Rücken.

Einen Darmeinlauf durchführen

Wollen Sie sich in der Fastenwoche fit und vital fühlen und den maximalen Gewichtsverlust erzielen? Dann sollten Sie dafür sorgen, dass Ihr Darm regelmäßig entleert wird. In der Fastenzeit muss mindestens jeden zweiten Tag ein wenig Stuhlgang vorhanden sein, besser täglich. Ansonsten besteht die Gefahr einer zu langen Giftbelastung im Darm durch Fäulnis- und Gärungsprozesse, sowie einer Rückvergiftung vom Darm über das Blut in die Leber. Denn Leber und Galle schicken ausscheidungspflichtige Schlackenstoffe in den Darm. Von dort sollten diese Stoffe über den Stuhl täglich entsorgt werden. Haben Sie noch nie einen Einlauf gemacht? Kein Problem, wir erklären Ihnen alles ganz genau: Der tägliche Einlauf sollte am besten am frühen Morgen durchgeführt werden, um gut gereinigt in den Tag zu starten. Hierzu benötigen Sie einen Irrigator (Einlaufgerät). Wir empfehlen Ihnen aufgrund der leichteren Handhabung einen Reiseirrigator, ungeeignet sind Klistiere.

So funktioniert es: Füllen Sie den Irrigator mit ca. 1 bis 1 ½ Liter lauwarmem Wasser und hängen Sie ihn an einem Haken auf. Durch einen kleinen Hahn kann der Wasserzufluss geöffnet oder geschlossen werden. Lassen Sie zunächst das Wasser durch den Schlauch in das Waschbecken laufen, damit die vorhandene Luft entweichen kann. Sie legen sich entspannt auf die linke Seite und führen das eingefettete Endstück des Schlauches anal ein (ähnlich wie ein Fieberthermometer). Nachdem das Wasser in den Enddarm gelaufen ist (ca. ¼ bis ½ Liter pro Einlauf), drehen Sie den Irrigator zu, ziehen ihn heraus und legen sich auf den Rücken; versuchen Sie möglichst lange das Wasser im Darm zu halten, während Sie sich den Bauch sanft massieren. Danach suchen Sie schnell eine Toilette auf. Wir empfehlen aufgrund der besseren Entleerung zwei Einläufe direkt hintereinander durchzuführen.

Wer darf nicht fasten?

Fasten ist grundsätzlich für alle gesunden Menschen möglich. Es gibt jedoch wenige Ausnahmen: Nicht geeignet ist eine Fastenwoche für unterernährte, geschwächte Personen, Kinder, Magersüchtige und Menschen mit schweren Psychosen. Ebenfalls ungeeignet ist das Fasten für Menschen mit starker Schilddrüsenüberfunktion und Nierenerkrankungen sowie für Schwangere und Stillende. Bei fortgeschrittenen chronischen Erkrankungen sollten Sie nur unter therapeutischer Aufsicht fasten.

Das Tagesritual

Hängen Sie sich einen Zettel an eine Stelle in der Wohnung auf, an der Sie täglich vorbeikommen, etwa an Ihren Küchenschrank mit folgenden Angaben:

- Als Erstes nach dem Aufstehen Zunge reinigen: Die Zunge mehrmals mit einem Zungenreiniger frei schaben.
- Den Tag mit ein bis zwei Gläsern Wasser beginnen, danach
- Trockenbürsten, dann
- Wechseldusche.
- Nach dem Mittagessen an den wohltuenden Leberwickel denken und die Mittagsruhe genießen.
- Nachmittags ein halbes Glas Kanne-Brottrunk mit Wasser oder Apfelsaft mischen und trinken.
- Jeden Tag 250 Milliliter frisch gepressten Saft trinken.
- Bewegung an der frischen Luft und Yogaübungen einplanen.
- Jeden Tag 3 Liter kalorienfreie Flüssigkeit trinken (ca. 2 Liter Wasser und 1 Liter Kräutertee).
- Vor dem Abendessen drei Chlorella-Presslinge (zur Reinigung des Körpers) mit etwas Wasser einnehmen.
- Jeden zweiten Tag einen Einlauf machen, besser täglich zur Darmreinigung.

Die Basenwoche – Energie auf dem Teller

In Phase 2 unseres Programms wird das um die Zellen liegende Bindegewebe mithilfe einer Basenwoche weiter entsäuert. Die Reinigung des Zellstoffwechsels geht weiter, die Gewichtsabnahme schreitet voran. In dieser Basenwoche erweitern wir Ihren Speiseplan, führen jedoch keine Säurebildner zu. Dafür dürfen Sie alle basischen Lebensmittel essen.

Die Basenwoche versorgt Sie mit vielen basenbildenden Mineralien und drosselt die Zufuhr an Säurebildnern fast gegen null. Der Körper hat so weiterhin die Möglichkeit, Säuren aus dem Bindegewebe auszuscheiden. Basen aus der Nahrung werden durch die Zellwand ins Zellinnere transportiert – ein Vorgang, der nur durch den natürlichen Verbund der Vitalstoffe in den Lebensmitteln möglich ist. Allerdings läuft der Vorgang etwas langsamer ab als beim Suppenfasten.

Positive Auswirkungen

Durch die frisch zubereiteten basischen Speisen werden Sie einen weiteren Energiekick verspüren, Ihre Haut wird geschmeidiger, Ihr Geist klarer, und die Verdauung wird durch die ballaststoffreichen

Lebensmittel angekurbelt werden. Gleichzeitig wird die Säureausscheidung über die Nieren angeregt. Seit 15 Jahren empfehlen wir in unserem Fastenwanderzentrum all unseren Teilnehmern im Anschluss an die Fastenkur eine solche Basenwoche zu Hause durchzuführen. Die Resonanz ist hervorragend. Das Wichtigste ist dabei, dass neben der Entsäuerung des Stoffwechsels die Pfunde purzeln. Sie verlieren mit jedem Basentag Säuren, Schlacken, Salz und Fetteinlagerungen aus Bauch, Beinen, Hüften und Po. Wir bereiten so das Feld vor, dass langfristig die Fettverbrennung in einem gesunden Säure-Basen-Haushalt wieder möglich ist.

Was soll man essen?

Innerhalb der Basenwoche nehmen Sie neutrale und basenbildende Lebensmittel auf. Eine Auflistung im Überblick finden Sie auf Seite 36.

Salate

Salate sind starke Basenbildner. Bei der Auswahl gilt: je bunter, desto besser, denn eine bunte Vielfalt garantiert eine ausgewogene Kombination an Vitaminen, Mineralstoffen und sekundären Pflanzenstoffen. Deshalb sollte Ihr Salatteller wie eine Verkehrsampel aussehen: Grün, Gelb, Rot. Grüne Blattsalate wie Rucola-, Feld-, Kopf- oder Endiviensalat, gelbe Gemüsearten wie Möhren, Paprikaschoten oder Kürbis und rote Gemüsearten wie Rote Bete, Radieschen oder Tomaten. Beim Dressing sollten Sie unbedingt auf Mayonnaise verzichten und dafür lieber hochwertige Bio-Öle wie z.B. Oliven-, Lein-, Walnuss-, Sesam- oder Rapsöl verwenden, kombiniert mit frischen Kräutern, Avocado, Sojasahne und frischer Zitrone. Natürlich können Sie auch für den guten Geschmack einen Spritzer Essig verwenden. Würzen Sie mit Bio-Senf, wenig Steinsalz und Pfeffer nach. Ideal zum Abnehmen sind auch die Gewürze Chili, Ingwer und Kurkuma.

Gemüse

Gemüse ist der stärkste Basenspender der Natur. Es ist reich an Mineralstoffen (vor allem Kalium), Ballaststoffen, ätherischen Ölen, dem grünen Blattfarbstoff Chlorophyll und sekundären Pflanzeninhaltsstoffen. Gemüse ist kalorienarm, und durch seinen hohen Kaliumgehalt entwässert es den Stoffwechsel und schwemmt Säuren, Salz sowie Wasser aus dem Bindegewebe heraus. Gemüse fördert die Verdauung und stärkt das Immunsystem.

Unser Tipp Essen Sie so viel Gemüse, wie Sie wollen und wie Sie können, etwa in Form von Suppen oder Brühen. Auch Aufstriche lassen sich sehr gut mit Gemüse zubereiten. Oder Sie trinken mal ein Glas Gemüsesaft oder genießen ein paar Gemüsesticks zwischendurch. Gemüse passt auch sehr schön zu unseren Pasta-, Kartoffel- und Reisgerichten.

Unser Tipp Einen optimalen Effekt der Entwässerung und Gewichtsreduktion erreichen Sie durch die Aufnahme der Blattgemüse Spinat, Mangold und Chicorée und der ausleitenden Gemüsearten Sellerie und Spargel.

Frisches Obst

Früchte sind stark basenbildend. Sie enthalten nahezu kein Fett, dafür sättigende Kohlenhydrate und einen hohen Wasseranteil. Sie sind reich an Vitalstoffen, und obwohl die meisten Früchte sauer schmecken, werden sie basenbildend verstoffwechselt. Die Fruchtsäuren werden in der Leber zu Basen umgebaut, die Mineralstoffe werden als basische Puffer frei. Wichtig ist, dass die Früchte reif sind und dass Ihr Darm sie auch verträgt. Falls Sie einen schwachen Magen-Darm-Trakt haben und rohes Obst bei Ihnen zu starken Blähungen führt, so dünsten Sie die Früchte. Besonders Bananen enthalten sehr viel Kalium und Magnesium und sind ein idealer Basenspender. Sie sind die einzigen Früchte, die keine Säuren enthalten, und ihre Inhaltsstoffe gleichen jenen der Kartoffeln. Papaya, Mango und Ananas besitzen wertvolle Enzyme und Mineralstoffe wie Kalium und Mangan, das die Kohlenhydratverdauung anregt.

Unser Tipp Nehmen Sie sonnengereifte Früchte morgens im Müsli, mittags oder als Zwischenmahlzeit in Form von Fruchtsalat oder frisch gepresstem Saft und abends als Fruchtsorbet zu sich.

Trockenfrüchte

Trockenfrüchte sind sehr stark basenbildend. Rosinen gehören beispielsweise zu den stärksten Basenbildnern aller Lebensmittel, doch auch getrocknete Ananas, Äpfel, Aprikosen, Datteln, Feigen, Mangos und Pflaumen sind zu empfehlen. Aber Vorsicht: Verwenden Sie immer nur ungeschwefeltes Trockenobst aus dem Reformhaus oder Naturkostladen. Gründlich gekaut werden

Trockenfrüchte vom Darm gut vertragen, sofern man genügend Wasser dazu trinkt.

Unser Tipp Genießen Sie Trockenfrüchte im morgendlichen Müsli oder eine Handvoll als kleine Zwischenmahlzeit am Nachmittag. Aus Trockenfrüchten können Sie auch leckere Drinks und Fruchtaufstriche zubereiten (siehe Seite 158).

Frische Kräuter und Gewürze

Frische Kräuter und Gewürze sind sehr gute Basenlieferanten. Auch getrocknete Kräuter sind basisch, denn sie verlieren durch das Trocknen ihre Mineralstoffe nicht. Optimal sind Ingwer, Kurkuma, Lorbeer, Zimt, Curry, Petersilie und Thymian.

Unser Tipp Sparen Sie grundsätzlich mit dem Salz und verwenden Sie so oft es geht frische Kräuter und Gewürze aus biologischem Anbau.

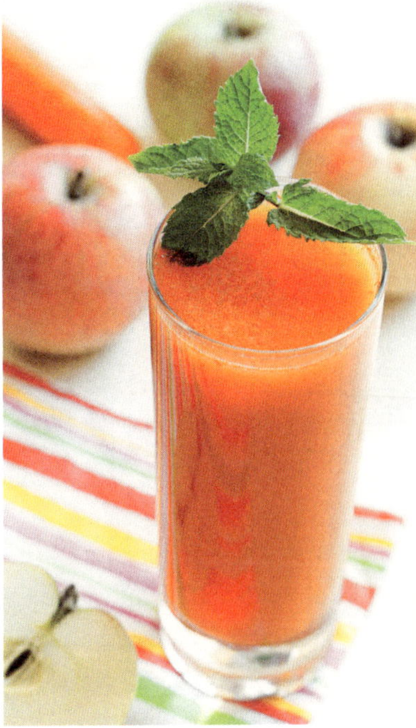

Wer einen handlichen Entsafter sein Eigen nennt, der kann sich bequem frische Säfte selbst pressen.

Kartoffeln

Vergessen Sie »low-carb« als Dauerernährung: Kartoffeln enthalten wenig Fett und viele Bal-

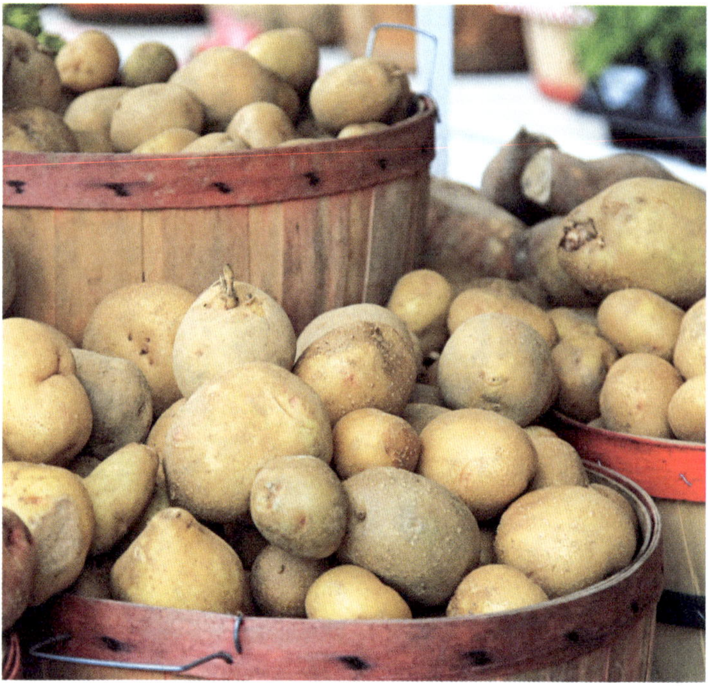

Kartoffeln als Basenspender genießt man am besten in Form von Pellkartoffeln ohne Fettzusatz. Sind die Knollen noch erntefrisch, kann man die Haut problemlos mitessen.

laststoffe, Vitamine und Mineralstoffe. Sie sind durch ihren hohen Kaliumgehalt ein idealer Basenspender. Als Gegenspieler von Natrium treibt Kalium Salz und Säuren aus den Zellen. In unseren Rezepten finden Sie Kartoffeln kombiniert mit basischem Gemüse in vielen Variationen, z. B. als leckere Gemüsepfanne. Der Gemüseanteil ist dabei genauso hoch wie der Kartoffelanteil. So werden Sie satt und bleiben basisch. Wichtig ist natürlich die vernünftige

Zubereitung der Kartoffeln. Der ideale Basenspender ist die reine Pellkartoffel. Dick machen nur die falsche Zubereitung und die falschen Beilagen. Durch die Verarbeitung der Kartoffeln – etwa zu Kroketten, Pommes frites und Chips – wird oft viel gesättigtes Fett verwendet, wodurch die positiven basenbildenden Wirkungen verloren gehen.

Unser Tipp Ein basischer Kartoffeltag pro Woche bringt eine enorme Entlastung des Stoffwechsels. Essen Sie morgens einen Hirse- oder Haferbrei mit frischem Obstsalat. Mittags essen Sie 400 Gramm Kartoffeln mit gedünstetem Gemüse. Sie können die Kartoffeln als Pell-, Back- oder Folienkartoffeln essen. Als Beilage ist ein Avocadodip oder ein fettarmer Kräuterquark mit etwas Leinöl möglich. Abends essen Sie eine Kartoffelsuppe oder Pellkartoffeln mit Gemüse und frischen Salat. Der Kaliumanteil in der Kartoffel sorgt für die Entsäuerung im Zellstoffwechsel, der Siliziumanteil fördert die Straffung des kollagenen Bindegewebes.

Unser Tipp Führen Sie eine Basen-Kartoffel-Woche zum Abnehmen durch. Jahrelang haben wir in unserem Zentrum mit einer Kartoffelwoche den Stoffwechsel bei übergewichtigen Menschen entsäuert und beobachten können, wie die Pfunde purzeln. Die Kartoffeln haben wir mit wenig Fett und immer in Kombination mit Gemüse zubereitet, Fleisch, Fisch, Wurst, Ei und Käse wurden ignoriert.

Getreide und Pasta

In vielen Tabellen ist Getreide oft als säurebildend aufgeführt. Dies basiert auf einer fehlerhaften Interpretation von Urinbefunden oder bezieht sich nur auf Berechnungen. Am Beispiel des basischen Mineralstoffes Kalium kann die Entsäuerung von Getreide erklärt werden. Kaliummangel kann eine Übersäuerung in den Körperzellen bewirken, denn normalerweise ist die Konzentration an Kaliumionen im Inneren der Nerven-, Muskel- und Blutzellen etwa 40-mal höher als außerhalb der Zellen. Kalium wirkt also in der Zelle. Ist der Zellstoffwechsel gestört, wird Kalium von den Säuren aus der Zelle hinausgedrängt. Nun übersäuert sogar die Zelle. Durch kaliumreiches Getreide kann die Säure wieder verdrängt und mit dem Urin ausgeschieden werden. Getreide säuert also nicht, sondern entsäuert den Stoffwechsel und macht gleichzeitig satt. Die aus Vollkorngetreide hergestellten Nudeln und ebensolches Brot können Sie also in unserer Basenwoche getrost verzehren. Bissfest gekochte Pasta aus Vollkorn geht langsam ins Blut, und ihr hoher Ballaststoffgehalt macht Sie lange satt. Nudeln sind, wie ebenfalls fälschlich behauptet wird, kein Dickmacher.

Kartoffeln von basisch bis sauer zubereitet

100 g Pellkartoffeln	= 70 kcal
100 g Kartoffelsalat ohne Mayonnaise	= 121 kcal
100 g Ofenkartoffeln mit etwas Olivenöl	= 147 kcal
100 g Bratkartoffeln	= 160 kcal
100 g Rösti	= 180 kcal
100 g Kartoffelkroketten	= 265 kcal
100 g Pommes frites	= 273 kcal
100 g Kartoffelpuffer	= 309 kcal
100 g Kartoffelsalat mit Mayonnaise	= 345 kcal
100 g Kartoffelchips	= 560 kcal

Unser Tipp Verwenden Sie Nudeln in der gleichen Menge wie Gemüse. Vollkornpasta schmeckt mittlerweile richtig gut. Und: Dinkelvollkornnudeln sind recht hell, die Familie merkt den Unterschied kaum. Achten Sie beim Kauf darauf, dass keine Eier enthalten sind. Wichtig ist zudem, dass Sie die Nudeln nicht in Kombination mit säurehaltiger Käse- oder Fleischsauce verzehren. Denn diese Kombination führt neben der starken Säurezufuhr langfristig zu Fettpölsterchen. Unsere Nudelgerichte sind superbasisch und immer in Kombination mit leichten Saucen zubereitet. Besonders gut schmeckt unsere Tomatensauce von Seite 200.

Brot

Ein Brot aus dem vollen Korn ist in jedem Fall durch seinen hohen Mineraliengehalt basischer als Weißmehl- oder Mischbrot. Unser Favorit ist Vollkornbrot aus Dinkel. Dinkel ist eng mit Weizen verwandt, prima verträglich und sorgt für eine ordentliche Darmtätigkeit. Doch Weißmehlbrote oder Mischbrote grundsätzlich zu verteufeln ist so nicht ganz richtig. Entscheidend ist nicht, welche Inhaltsstoffe im Lebensmittel sind, sondern wie der Darm das Brot verdaut. Deshalb Vorsicht mit reinem Vollkornbrot. Falls Sie einen schwachen Magen-Darm-Trakt haben, essen Sie anfangs nur jeden zweiten Tag Vollkornbrot aus Dinkelmehl. Besser verträglich sind Mischbrote. Verzichten Sie in jedem Fall auf Brote, die aus industriellen Backmischungen hergestellt werden. Dunkle Brote sind nicht immer gesünder, da sie eventuell mit Malzextrakt gefärbt sein können. Natürlich können Sie auch wechseln und ein Roggensauerteigbrot oder ein anderes vollwertiges Brot essen.

Unser Tipp Backen Sie selbst oder kaufen Sie Ihr Dinkelbrot beim Bio-Bäcker oder im Naturkostfachgeschäft.

Reis

Auch Naturreis ist in unserer Basenwoche erlaubt. Leckere Reisgerichte im Wok oder in der Pfanne, kombiniert mit Gemüse, eignen sich hervorragend zur Entsäuerung des Stoffwechsels. Im Naturkostladen finden Sie sogar den besonders leckeren Basmatireis in der Vollkornvariante.

Hülsenfrüchte

Hülsenfrüchte enthalten viel hochwertiges Eiweiß, das der Körper optimal verwerten kann. Enzyme, Hormone und wichtige Immunstoffe bestehen aus Eiweiß. Auch der Mineraliengehalt ist beachtlich, weshalb Hülsenfrüchte als basenbildend gelten. Doch gibt es etwas zu beachten: Alle Hülsenfrüchte enthalten Purine, Abbauprodukte des Eiweißstoffwechsels. Purine werden zu Harnsäure abgebaut und über die Nieren ausgeschieden. Harnsäure stört den Säure-Basen-Haushalt und muss durch Basen neutralisiert werden. Die Purine in pflanzlichen Lebensmitteln sind zum einen in geringerer Konzentration als in Schweinefleisch und Innereien enthalten, zum anderen kann man durch Abgießen des Kochwassers, in dem die Hülsenfrüchte gegart wurden, den Puringehalt reduzieren. Hülsenfrüchte, zusammen mit Kartoffeln oder Gemüse verzehrt, stellen kein Problem für den Säure-Basen-Haushalt dar.

Unser Tipp Sie können auch Sojaprodukte wie Tofu, Sojajoghurt, Sojasauce und Tamari (fermentiertes Sojaprodukt zum Würzen) in der Basenwoche einsetzen.

Merke Wissenschaftliche Studien zeigen, dass eiweißreiche Diäten ohne basische Pufferung zu Gichtreaktionen führen. Dabei kann sich Harnsäure in Fingern und Zehen ablagern und zu einem aufgedunsenen Gesicht führen.

Nüsse und Samen

Nüsse und Samen sind der ultimative Energiekick für Ihren Körper. Sie enthalten wertvolles Fett, das den Stoffwechsel beim Abnehmen unterstützt. Eine Handvoll Nüsse und Samen macht satt und regt Ihre Glückshormone an. Besonders lecker ist die Kombination Nüsse, Mandeln, Samen und Trockenfrüchte. »Eichhörnchen Mix« heißt unser entsprechender Basenspender, der sich zum Untermischen ins Basen-Müsli, in Quark, Joghurt, Buttermilch oder süße Desserts eignet, und mit dem man selbst Brot backen kann. So entsteht kein Heißhun-

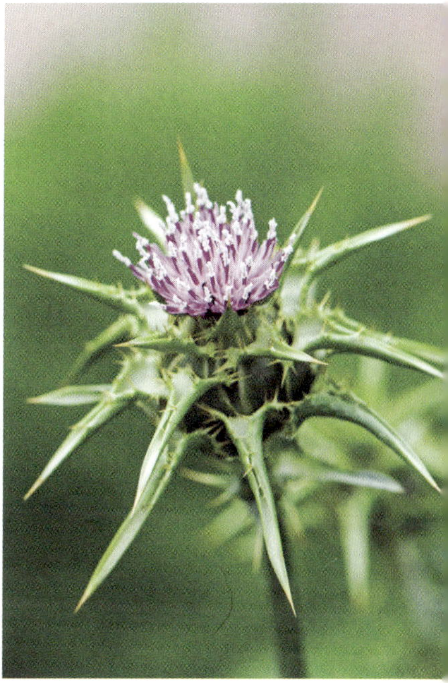

In der Natur gibt es neben der Mariendistel sehr viele Pflanzen, die unsere Gesundheit unterstützen können.

ger zwischen den Mahlzeiten. Nüsse sind zudem eine sehr gute Magnesiumquelle. Magnesium ist an über 300 enzymatischen Reaktionen beteiligt, vor allem im Prozess der Energiegewinnung. Magnesium organisiert die Sauerstoffversorgung unserer Zellen und fördert die Fettverbrennung. Bei einem Mangel fühlen Sie sich permanent müde, denn es wird zu wenig Energie gebildet.

Unser Tipp Ersetzen Sie doch einfach für stabile Nerven das Stückchen Schokolade durch eine Handvoll Nüsse am Tag.

Basische Helfer

In unserem Onlineshop (siehe Seite 221) gibt es viele Möglichkeiten, um den Säure-Basen-Haushalt zu unterstützen.

Brottrunk

Brottrunk ist der Fitmacher für Ihren Darm, in dem gesunde Milchsäurebakterien als natürliche Gegenspieler zu krank machenden Keimen leben. Brottrunk wird aus biologischem, mit Wasser versetztem Vollkornbrot gewonnen, indem dieses einen monatelangen Gärprozess durchläuft. Brottrunk enthält sehr viele Milchsäurebakterien, welche das Zusammenspiel der Darmflora fördern sowie Fäulniskeime und Pilze am Wachstum hindern. Die Säurebelastung aus dem Stoffwechsel durch Gärung und Fäulnis aus dem Darm wird durch den nach seinem Erfinder, Bäckermeister Willi Kanne, genannten Kanne-

Brottrunk reduziert. Die im Brottrunk enthaltene organische Milchsäure kann von der Leber in Basen umgebaut werden. So reagiert der Brottrunk im Körper basenbildend, obwohl er sauer schmeckt.

Unser Tipp Brottrunk zum Essen aufnehmen, um die Verdauung anzukurbeln.

Basenkomplex

In unserem Fastenshop (siehe Seite 221) gibt es ein optimales Naturprodukt, den Basenkomplex. Ein breites Spektrum an basischen Mineralstoffen, die z.B. aus Erdmandel, Braunhirse, Löwenzahn und Brennnessel stammen, kann Übersäuerungssymptome ausgleichen. Außerdem sind die beiden zentralen basischen Mineralstoffe Kalium und Magnesium in einer besonders gut verfügbaren Verbindung enthalten. Nur zwei Kapseln am Tag, die rein vegetarisch sind, reichen aus. Nebenbei verbessert sich der Zustand des Bindegewebes, von Haut, Haaren und Fingernägeln.

Mariendistel-Präparate

Zur Leberstärkung eignen sich Mariendistel-Präparate. Sie enthalten Silymarin, einen sekundären Pflanzenstoff, der die Erneuerung des Gewebes unterstützt.

Die 70/30-Regel für die Säure-Basen-Diät

In der dritten Phase unseres Programms dürfen zu den rein basischen Nahrungsmitteln 30 Prozent säurebildende Lebensmittel pro Tag dazukommen, müssen aber nicht. Mit dieser Kostform essen Sie im Säure-Basen-Gleichgewicht des Körpers. Sie verhindern eine säurelastige Ernährung und puffern die Säuren sofort mit basenbildenden Lebensmitteln ab. Diese Kost sollten Sie zeitlebens beherzigen.

Sie können in der dritten Phase unseres Säure-Basen-Programms also wieder Säurebildner wie Käse, Wurst und Fleisch essen, aber nur zu 30 Prozent der Gesamtnahrungsaufnahme am Tag, und immer kombiniert mit Gemüse, Salaten, Kartoffeln und Obst. Diese 70/30-Regel (70 Prozent basisch und 30 Prozent sauer) resultiert aus der Tatsache, dass zwar Gemüse als der stärkste Basenbildner gilt, allerdings seine Wirkung nicht so stark ist, als dass es die gleiche Menge an säurebildenden Lebensmitteln ausgleichen kann.

Merke Essen Sie also ca. zwei Drittel Basenbildner und neutrale Lebensmittel und nur ca. ein Drittel Säurebildner, um einen effektiven Säure-Basen-Ausgleich zu schaffen. Dann ist auch eine Fettverbrennung wieder möglich, und alle Stoffwechselreaktionen normalisieren sich. Verzichten Sie während der Säure-Basen-

Diät ganz und möglichst auch danach auf Fast Food und Fertiggerichte. Verboten und ohne jeden Nutzen zum Abnehmen sind auch Light-Produkte und süße Limonaden. Alle Fertigwürzmittel, die bekanntlich Glutamat und Hefeextrakt enthalten, sollten durch eine gesunde Bio-Gemüsebrühe ausgetauscht werden. Dann bleibt Ihr Säure-Basen-Haushalt im Gleichgewicht.

Diät bedeutet Lebensweise

Der Begriff »Diät« könnte den Eindruck entstehen lassen, dass Sie die Säure-Basen-Diät nach der 70/30-Regel nur für die kommenden zwei Wochen durchführen sollen. Sie wissen bereits, dass wir den Begriff »Diät« anders interpretieren. Wir verstehen den Begriff Diät im ursprünglichen Sinn, denn »diaita« heißt, aus dem Griechischen übersetzt, »Lebensweise«. Starten Sie also mit unserem Säure-Basen-Programm in eine neue basischere Lebensweise: Ernährung, Entschlackung, Begeisterung und Bewegung.

Im Alltag umsetzen

Unsere leckeren basischen Rezepte ab Seite 135 werden Ihren Appetit anregen. Der enorme Vorteil unserer Basenrezepte liegt darin, dass Sie nicht ständig auf das richtige Mengenverhältnis zwischen Säurebildnern und Basenbildnern achten müssen. Wenn Sie im Alltag die 70/30-Regel umsetzen, so denken Sie einfach an den Tellerteiler. Ist der Basenanteil auf Ihrem Teller hoch genug, oder sind die Basen nur Beilagen?

Vorteile der 70/30-Regel

Mit diesen goldenen Ernährungsregeln können Sie im Alltag vielfach profitieren:

→ Ihr Körper erhält alle Basen, Nähr- und Vitalstoffe, die er braucht.

→ Sie essen im Säure-Basen-Gleichgewicht des Körpers.

→ Die Fettverbrennung geschieht im basischen Milieu, Ihr Stoffwechsel ist nicht blockiert.

→ Sie fühlen sich leistungsstark und fit.

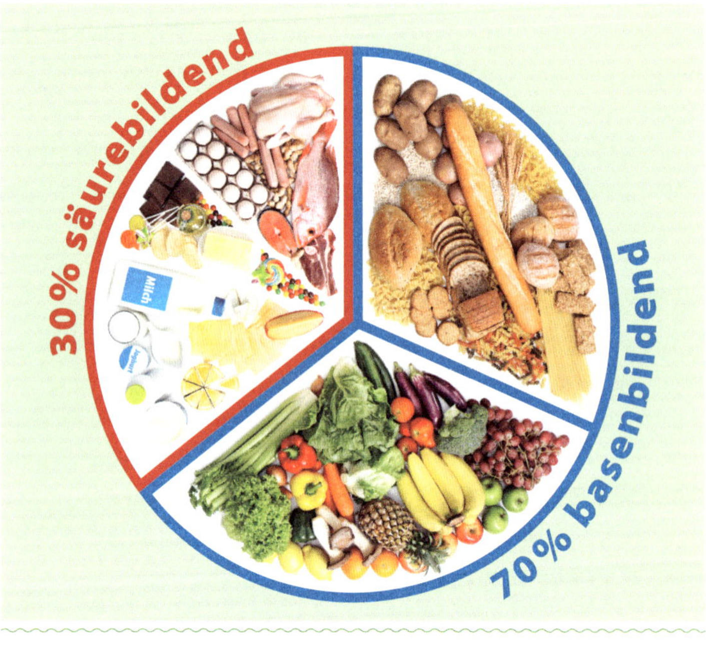

Hochwertiges Eiweiß macht schlank und satt

- Eine eiweißreiche Diät, die primär aus tierischem Eiweiß besteht, ist langfristig abzulehnen (Eiweißmast). Die Säurebelastung ist für den Körper zu hoch, ebenso die Fäulnisbelastung durch Ammoniak aus dem Darm, das langfristig die Leber belastet. Viele Studien zeigen den Zusammenhang zwischen der erhöhten Aufnahme an tierischem Eiweiß und Krankheiten wie Diabetes, Herz-Kreislauf-Problemen, Allergien, Gicht etc. Deshalb ist es wichtig, für eine normale Eiweißzufuhr zu sorgen, damit die stoffwechselaktive Muskelmasse erhalten bleibt. Sie wissen ja bereits, dass nur die Muskeln Fett verbrennen können, und ein Eiweißmangel würde in der Abnehmphase zum unbeliebten Jo-Jo-Effekt führen.
- In unserer Säure-Basen-Diät führen Sie Eiweiß mit einer hohen biologischen Wertigkeit zu, also einem sehr guten Verhältnis aller Aminosäuren zueinander, den Einzelbausteinen aller Eiweiße. Günstig und die reinsten Sattmacher sind z. B. Kombinationen aus Kartoffeln und Kräuterquark, Kartoffeln und Ei, Fisch und Gemüse, Hülsenfrüchte und Getreide bzw. Gemüse.
- Wussten Sie, dass Kartoffeln und Ei mehr verwertbares Eiweiß haben als ein Steak? Denken Sie an die 70/30-Regel und puffern Sie tierisches Eiweiß immer mit reichlich Gemüse, Früchten, Kartoffeln und Salaten ab.
- Übrigens: Der Begründer der eiweißreichen und kohlenhydratarmen Atkins-Diät starb im April 2003 mit 72 Jahren und einem Gewicht von 117 Kilogramm!

→ Sie benötigen keine aufwendigen Kalorien-, Fett- oder Glyx-Tabellen, um abzunehmen.
→ Sie brauchen keine neue Diät mehr auszuprobieren, Sie sind angekommen im Wohlfühlgewicht und genießen Ihr gutes Gefühl.
→ Ausnahmen in der Ernährung wie Feste oder Geburtstagsfeiern werden von einem gesunden Säure-Basen-Haushalt problemlos toleriert und erweitern nicht sofort Ihren Bauchumfang.
→ Sie lernen, Säuren mit Basen zu neutralisieren und achten bewusster auf eine angemessene Basenzufuhr.
→ Sie legen einen reinen Basentag einmal wöchentlich ein, um das Gewebe zu entsäuern.
→ Sie werden wieder mehr lachen. Denn Lachen ist basisch und unser Motto!

14 Tipps für einen basischen Alltag

Jeder Tag bietet die Chance, uns im Säure-Basen-Flow zu ernähren. Werden Sie sich täglich bewusst, was Sie sich zwischen dem Aufstehen am Morgen und dem Hinlegen zur Nachtruhe so alles in den Mund führen. Achten Sie schon beim Einkauf auf die Zusammensetzung der Lebensmittel, und gönnen Sie Ihrem Körper das, was ihm guttut. Mit den folgenden Faustregeln geht dies sicherlich leichter.

Was im Alltag wichtig ist zum Entsäuern und Abnehmen, lässt sich auf einige Kernaussagen zusammenführen.

1) Mit Wasser starten

Das Frühstück sei die wichtigste Mahlzeit des Tages, heißt es immer. Trinken Sie jedoch vorab, direkt nach dem Aufstehen, zwei Gläser Wasser, langsam und mit Genuss, bevor Sie anderes zu sich nehmen. So entsäuern Sie Ihren Körper und fördern noch den Fettabbau. Biochemisch befindet sich der Körper morgens in einer starken Ausscheidungsphase. Die nächtlichen Stoffwechselsäuren werden mit dem Morgenurin ausgeschieden, und um diesen Prozess zu unterstützen, sollten Sie mit Wasser in den Tag

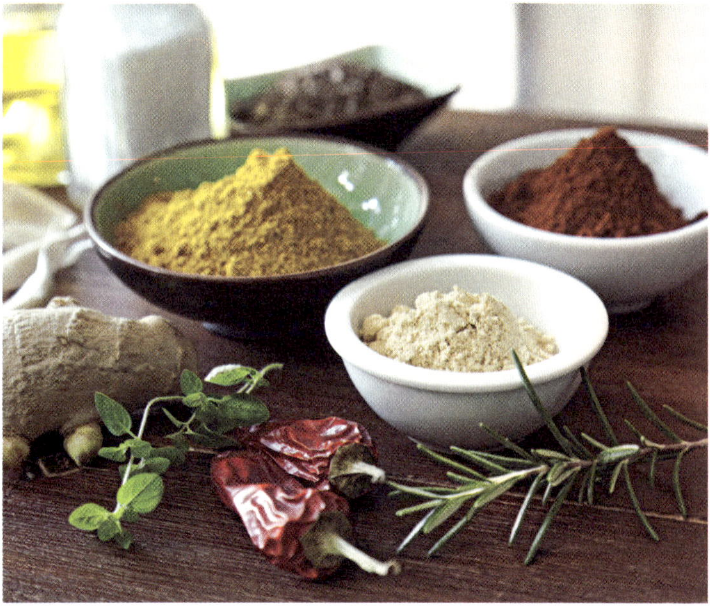

Gewürze befriedigen nicht nur unser Bedürfnis nach sauren, salzigen, scharfen, bitteren und herben Speisen, sondern liefern darüber hinaus wertvolle Mikronährstoffe für zahlreiche Stoffwechselreaktionen.

starten, damit die nächtlichen Stoffwechselsäuren verdünnt und schnell über die Nieren ausgeschieden werden können.

2) Basisch frühstücken

Wenn Sie frühstücken möchten – falls Sie kein Frühstücksmuffel sind –, dann starten Sie gleich basisch in den Tag. Lassen Sie die Finger weg von Weißbrot, Wurst, Käse, Toast, Eiern, süßem Aufstrich, Butter und vor allem Kuchen. Wählen Sie stattdessen einen frisch gepressten Obst- oder Gemüsesaft, eine unserer Müslivariationen oder unsere Quark-Joghurt-Leinöl-Creme, um lange satt zu werden. Wenn Sie hochwertiges Getreide, etwas Magerquark oder fettarmen Naturjoghurt und Früchte essen, bleiben Sie länger satt.

Unser Tipp Das ideale Getränk am Morgen ist der Muntermacher-Drink. Geben Sie dazu zwei Esslöffel frischen Zitronensaft, ein Esslöffel Ahornsirup (ca. 5 Milliliter) und eine Prise Cayennepfeffer in ein Glas mit lauwarmem Wasser.

3) Basisch zu Mittag

Beherzigen Sie zur Mittagszeit die 70/30-Regel und genießen Sie unsere leckeren basischen Gerichte. Denken Sie daran, jeweils die doppelte Menge Gemüse zu der Eiweißration zu essen.

4) Basisch am Abend

Brechen Sie aus dem Teufelskreis aus, abends verstärkt ungesunde Kohlenhydrate wie Pizza, helle Nudeln, weißen Reis, helle Brötchen, alle Arten von Knabbereien und Süßwaren wie Chips und Gummibärchen oder gar Eiscreme essen zu wollen. Diese Lust, ungesunde Kohlenhydrate zu essen, wenn die Ruhe einkehrt und Sie es sich gemütlich gemacht haben, führt auf Dauer zu Übergewicht. Für diese Momente haben wir einen besonderen Tipp: »Max das Brot«. Normales Brot hat einen Kohlenhydratgehalt von 45 Prozent, Max nur noch von ca. fünf Prozent. Einfach die Bio-Backmischung in unserem Onlineshop bestellen und selbst backen. Das Brot schmeckt herzhaft und hat viele basische Mineralien. Dazu genießen Sie Kräuterquark und frische Gemüsesticks. Oder Sie essen abends warm, etwa eine feine Gemüsesuppe. Suppen sind die besten Basenspender und ideale Magenschmeichler, egal ob mit oder ohne Einlage, der Vielfalt sind keine Grenzen gesetzt.

5) Ruhezeiten einhalten

Das Bindegewebe und die Körperflüssigkeiten benötigen den Wechsel von Säuren und Basen, um ihre jeweiligen Aufgaben erfüllen zu können. Säurebildende Nahrung brauchen wir dafür nicht aufzunehmen, da Säuren immer im Stoffwechsel entstehen. Basen müssen wir dagegen täglich essen. Fehlen sie, ist eine Regulation nicht möglich. Diese Mechanismen werden durch ständiges Essen behindert. Aus Zeitmangel werden Säuren im Bindegewebe zwischengelagert. Dort wiederum verhindert das ständige Essen aber die Reinigungs- und Entsäuerungsarbeiten. Das Binde- und Fettgewebe verschlackt.

Unser Tipp Legen Sie lange Pausen zwischen den Mahlzeiten ein. Bei Essenspausen von vier bis fünf Stunden kann der Insulinspiegel entsprechend sinken. Das Bindegewebe öffnet sich, und zwischengelagerte Säuren können ausgeschieden werden. Die Fettdepots werden angezapft, in der Muskelzelle kann Fett verbrannt werden. Kleine Zwischenmahlzeiten bis zu 300 Kilokalorien sind bei aufkommendem Hungergefühl im Ausnahmefall möglich. Doch genießen Sie basisch: einen Apfel, etwas Studentenfutter, Naturjoghurt mit Früchten oder eine Tasse Gemüsesuppe zwischendurch. Und trinken Sie immer ausreichend Wasser über den Tag verteilt.

6) Gewürze verwenden

Gewürze wirken basenbildend, weil sie viele Mineralstoffe enthalten. Zudem liefern sie sekundäre Pflanzeninhaltsstoffe, die von gesundheitlichem Nutzen sind:

→ Kurkuma hat eine entzündungshemmende Wirkung.

→ Chili erhöht mit seinem Inhaltsstoff Capsaicin kurzfristig die Wärmeproduktion im Körper und treibt uns Schweißperlen auf die Stirn. Dadurch wird der Kalorienverbrauch erhöht, und die Energie setzt sich in Form von Wärme frei.

→ Ingwer regt ebenso den Wärmestoffwechsel, den Kreislauf und die Verdauung an. Viele asiatische Gerichte enthalten Ingwer, doch Sie können auch frisches Ingwerwasser über den Tag verteilt trinken, um den Körper zu entsäuern und die Fettverbrennung zu unterstützen. Dafür ein Stück frischen Ingwer schälen, in Scheiben schneiden und entweder in heißem Wasser einige Minuten kochen oder damit überbrühen und gut durchziehen lassen. Zum Schluss geben Sie noch etwas Zitronensaft dazu.

→ Zimt entfaltet vor allem in süßen Speisen seine basenbildende Wirkung. Er verbessert die Insulinwirksamkeit, wodurch der Körper nicht mehr so viel Insulin produzieren muss. Dies verhindert, dass der Insulinspiegel unnötig ansteigt. Denn je höher er ist, umso länger ist die Fettverbrennung reduziert. Heißhungerattacken wären die Folge.

7) Zitrusfrüchte verzehren

Zitrusfrüchte sind starke Basenbildner. Ihr hoher Gehalt an organischen Säuren wird in der Leber zu Bikarbonat, einer wichtigen Base, umgewandelt. Diese Base wandert dann ins Blut und unterstützt dort die Pufferkapazität, indem es Säuren aus dem Bindegewebe aufnimmt, sie neutralisiert und dann über die Nieren zur Ausscheidung bringt.

8) Fettreichen Fisch essen

Fisch leistet mit seinem hohen Jodgehalt einen effektiven Beitrag zur Gewichtsregulierung. Jod ist beteiligt an der Bildung der Schilddrüsenhormone, die unter anderem die Höhe des Grundumsatzes regeln. Eine Schilddrüsenunterfunktion ist ein schlechter Begleiter zum Abnehmen. Essen Sie zu frischem Fisch immer basisches Gemüse, um das Fischeiweiß zu neutralisieren. Die wichtigen entzündungshemmenden Omega-3-Fettsäuren sind besonders im fetten Fisch enthalten. Essen Sie ein bis zwei Fischportionen pro Woche, aber nicht mehr. Verwenden Sie alternativ Leinöl (www.gourmet-öle.de).

9) Kaffee in Maßen

Kaffee heizt dem Stoffwechsel so richtig ein. Koffein und das enthaltene Vitamin B3 sind verantwortlich dafür, dass die Fettverbrennung verbessert und der Energieumsatz um bis zu 100 Kilo-

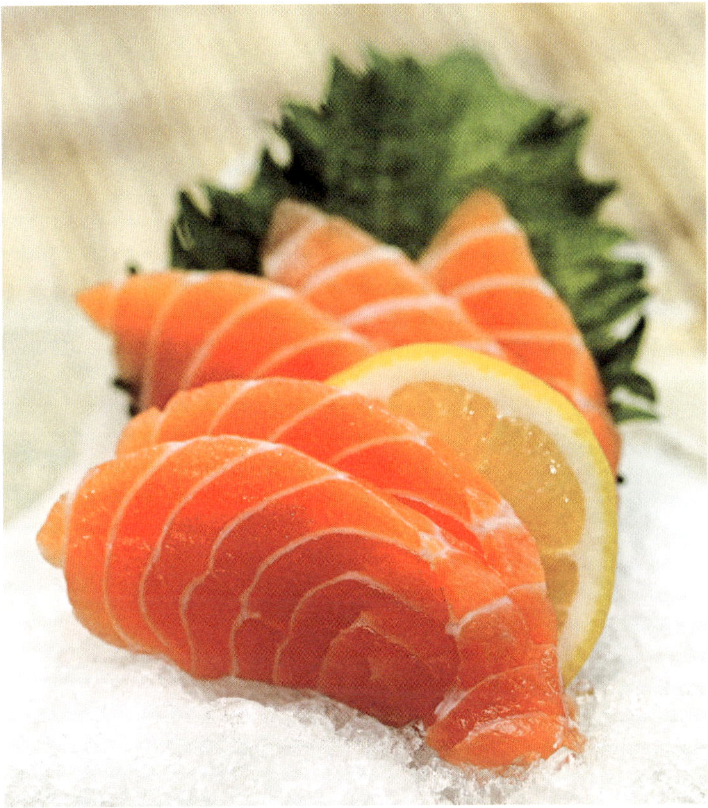

Zitrone ist ein guter Fischbegleiter, da sie basisch verstoffwechselt wird und damit Eiweiß neutralisiert.

kalorien am Tag gesteigert wird. Für diesen Effekt sind zwei Tassen Filterkaffee oder ein doppelter Espresso ausreichend. Kaffee regt durch seine Bitterstoffe außerdem die Verdauung an und aktiviert so die Darmtätigkeit. Kaffee entwässert auch den Stoffwechsel nicht, wie über Jahre fälschlicherweise angenommen. Trinken Sie am besten säurearmen Kaffee.

10) Basenbrühe trinken

Trinken Sie vor allem in Phasen der Entsäuerung und der Fettverbrennung mehrere Tassen Basenbrühe (siehe Seite 143) über den Tag verteilt. So wird gewährleistet, dass Basenstoffe das Bindegewebe durchfluten und den Zellstoffwechsel entsäuern. Gleichzeitig werden die Basenreserven des Körpers aufgefüllt.

11) Wasser muss sein

Wasser löst, verdünnt, transportiert, überträgt … kurzum: Wasser ist Leben! Trinken Sie ausreichend Wasser am Tag.

12) Salate leicht anmachen

Bringen Sie mit Gemüse und Blattsalaten Farbenvielfalt und gesunde Inhaltsstoffe auf Ihren Teller. Essen Sie ruhig eine große Portion, denn Salat fördert durch die enthaltenen Bitterstoffe die

Verdauung und macht lange satt. Aber achten Sie auf das Dressing: Fertig-Salatsaucen aus dem Supermarkt enthalten oft minderwertige Öle, Zucker, säurebildende Farbstoffe und Aromen.

13) Fertigprodukte meiden

Fertigpizzas aus der Tiefkühltruhe, Mikrowellenmenüs und fertige Desserts sind stark verarbeitete Lebensmittel, die meist viele Zusatzstoffe und reichlich Salz, Fett und Zucker enthalten. Ob die Pizza mit echtem Käse oder mit Käseimitat zubereitet wurde, lässt sich oft nur mit Mühe auf der Zutatenliste erkennen. Problematisch ist der hohe Salzgehalt in Fertiggerichten, der wesentlich höher ist als jener, den wir beim eigenen Kochen zuführen. Salz hat ein hohes Wasserbindungsvermögen: Ein Gramm bindet etwa 100 Milliliter Wasser im Körper. Bei zu hohem Salzverzehr wird im Gewebe und in der Blutbahn Flüssigkeit zurückgehalten, ebenso Säuren aus dem Stoffwechsel. Herz und Nieren werden belastet.

14) Fast Food ignorieren

Steigen Sie um auf Slow Food und ignorieren Sie Fast Food. Essen Sie wie eine Schnecke mit mehr Ruhe und Genuss, kosten Sie jeden Bissen aus, genießen Sie den Geschmack der Kost.

Sie haben Hunger oder wollen einfach nur eine Kleinigkeit zwischendurch essen?

- Trinken Sie erst einmal Wasser, bevor Sie essen.
- Essen Sie Gemüse mit Dip, z.B. Radieschen, Gurke, Paprika, Kohlrabi oder Möhre mit einem leckeren Kräuterquarkdip. Das ist fettarm und basisch.
- Greifen Sie zu einer Banane. Der Klassiker ist ein toller Sattmacher, superbasisch und enthält viel Kalium und Magnesium.
- Wählen Sie Trockenobst z.B. Aprikosen, Feigen, Datteln, Rosinen etc. Sie enthalten kein Fett, aber viel Zink und Eisen. Eine Handvoll reicht aus und ist ein toller Basenspender.
- Eine Handvoll Nüsse am Tag, z.B. Mandeln, Walnüsse oder Paranüsse mit Rosinen als Studentenfutter, macht sehr gut satt und ist magnesiumreich. Keine Sorge wegen des Fettgehalts: Es sind gesunde Fette, die nicht dick machen.
- Machen Sie sich ein Gurkenbrot: Vollkornbrot mit magerem Kräuterquark und reichlich Gurkenscheiben. Es macht Sie satt und schlank, hält lange vor und säuert nicht.
- Wie wäre es mit Früchtequark? Magerquark mit frischen Früchten wie Beeren, Ananas, Pfirsich pürieren oder klein geschnitten unterrühren und mit etwas Bio-Leinöl vermischen. Das ist super basisch, lecker, gesund.
- Fettarmer Naturjoghurt mit Zimt und Obst oder mit Fruchtsaft vermischt ergibt einen leckeren Drink.
- Haben Sie möglichst immer Gemüsesuppe oder Basenbrühe auf dem Herd. Sie machen satt und sind basisch.

Weitere leckere Basensnacks finden Sie im Rezeptteil auf Seite 203 ff.

Motivation und Begeisterung

Sie haben es sicher satt, immer wieder ins Motivationsloch zu fallen. Sie nehmen sich den ganzen Tag vor, nach der Arbeit die Laufschuhe zu schnüren, und doch landen Sie wieder faul auf der Couch. Sie wollten das ständige Naschen zwischendurch einstellen, und doch ertappen Sie sich wieder dabei, wenn der Stress auf der Arbeit zu groß wird. In dieser Phase 4 unseres Programms gilt es, diese Verhaltensmuster aufzubrechen.

Dauerstress und Langeweile lassen uns zum Essen greifen, auch wenn wir keinen Hunger haben. Wenn Sie die Verbindung zwischen Gefühl und Essen erkennen und lösen, dann können Sie lieb gewonnene Verhaltensmuster aufbrechen.

Das Ziel kennen

Mit einem klaren Ziel vor Augen lassen sich schwere Phasen und harte Zeiten, in denen das Gewicht stagniert, besser überstehen. Ziele sind wie Wegweiser, sie geben die Richtung vor, und sie geben Kraft, loszulaufen und dranzubleiben. Ziele zeigen klar auf, wann Sie etwas erreicht haben. So steigern Sie Ihr Selbstvertrauen. Unser Säure-Basen-Tagebuch unter www.typfasten.de oder www.suedwest-verlag.de/tagebuch hilft Ihnen dabei, Ihre Erfolge klar zu formulieren. Erfolgreiche Menschen wissen: »Zielklarheit ist 80 Prozent des Erfolges«. Wie sehen Sie sich selbst bildhaft in der Zukunft? Schlank, voller Energie und mit Spaß und Genuss das gesunde basische Essen genießend? Schreiben Sie Ihr Abnehmziel auf, denn Sie müssen klar wissen, was Sie erreichen wollen. Und schreiben Sie auch klar auf, dass Sie dieses Gewicht halten wollen, lebenslang. Sie sollten auch klar den Gewinn formulieren, den Sie durch das Erreichen Ihres Zieles haben. Wohlfühlgewicht, schöner Körper, straffe Oberschenkel, Lebensfreude, Ausgeglichenheit, Spaß an der Bewegung, gute Blutwerte, Vitalität, Selbstvertrauen etc. Was ist der Preis, den Sie zahlen, was geben Sie durch das Erreichen Ihres Ziels auf? Machen Sie sich bewusst, dass Sie die hundertprozentige Verantwortung für Ihr Tun übernehmen müssen. Das heißt konkret, dass Sie keine sauren Snacks zwischendurch naschen, dass Sie nicht jeden Tag Limonaden oder Alkohol konsumieren und dass Sie nicht jeden Tag Käse, Wurst und Fleisch essen werden. Doch durch unsere leckeren basischen Rezepte ist dies auch nicht notwendig, da Sie genug Alternativen kennen. Genuss und Spaß gehen durch unsere Säure-Basen-Diät nicht verloren.

Motivation ist notwendig

Erfolgreiche Menschen setzen auf die Macht der Begeisterung. Stellen Sie sich eine Treppe vor, vor der Sie stehen. Oben auf der höchsten Stufe ist Ihr Wohlfühlgewicht, das Sie erreichen wollen. Wo waren Sie bereits auf dieser Treppe? Durch die vielen

Diäten sind Sie vereinzelt ein paar Stufen nach oben geklettert, um dann nach einiger Zeit wieder abzufallen. Setzen Sie Ihre Kraft für die Zukunft ein, statt sich permanent umzudrehen. Die meisten Menschen fürchten sich vor Misserfolg, doch im Grunde genommen gibt es keinen Misserfolg, sondern nur Resultate, Zwischenergebnisse oder Lernprozesse. Durch die vielen kurzfristigen Diäten haben Sie gelernt, dass nur eine langfristige Entsäuerung des Stoffwechsels zum Ziel führen kann. Welches Feuer der Begeisterung brennt in Ihnen, um diese Erfolgstreppe zu erklimmen?

Erfolge visualisieren

Wussten Sie, dass erfolgreiche Menschen und besonders Spitzensportler verstärkt mit Visualisierungen arbeiten? Stellen Sie sich jeden Tag vor, wo Sie auf Ihrer Treppe zum Wohlfühlgewicht stehen? Überprüfen Sie nach einem Monat, ob Sie auf der Treppe weiter nach oben kommen oder ob Ihr Programm stagniert. Sie sollen aber auch eine Vision haben, um langfristig am Ball zu bleiben! Versetzen Sie sich gedanklich in den Tag, an dem Sie Ihren 80. Geburtstag feiern werden. Welche Dinge möchten Sie, bezogen auf Ihre Ernährung, Ihr Gewicht und Ihren Säure-Basen-Haushalt erreicht haben? Schreiben Sie diese drei Punkte einmal auf. So sehen Sie schwarz auf weiß, was Ihnen in Ihrem Leben und in den nächsten Jahren wichtig ist.

Auf Teamarbeit setzen

Es gibt viele Menschen, die Sie bei dem Vorhaben, langfristig die Ernährung umzustellen und Gewicht zu verlieren, unterstützen können. Im Team ist es immer leichter, optimale Ergebnisse zu erzielen. In unserem Fastenwanderzentrum führen wir das Suppenfasten immer in einer Gruppe von ca. 20 Personen durch. Durch die Gruppendynamik und das gemeinsame Erlebnis wird die Fastenwoche zu einem besonders schönen Gesundheitsurlaub. Niemand hat in den letzten 15 Jahren das Seminar abgebrochen, alle Teilnehmer haben es geschafft und mit Spaß intensiv entsäuert. Ganz nebenbei haben sie bis zu sechs Kilogramm Gewicht bereits in einer Woche verloren. Der Einstieg ist dann gelungen, der Körper motiviert für die kommenden Aufgaben. Sie sind mit dem Suppenfasten »Fit in sieben Tagen« geworden. Und viele verändern dann ihre Ernährung dauerhaft in die basische Richtung.

Visionen haben

Schreiben Sie eine Postkarte an drei Menschen, die Ihnen Kraft geben und Sie bei Ihrem Vorhaben, langfristig Ihre Ernährung umzustellen, unterstützen. Notieren Sie darauf, dass Sie das Säure-Basen-Programm »Schlank statt Sauer« in den nächsten vier Wochen durchhalten werden und langfristig die 70/30-Regel in der Ernährung umsetzen. Vermerken Sie, dass Sie sich 180 Minuten in der Woche mit Spaß bewegen. Halten Sie schriftlich fest, dass Sie jeden Tag ca. 2 Liter Wasser trinken. Versichern

Sie, dass Sie Alkohol, versteckten Zucker, Weißmehlprodukte und Fast Food nur noch in Ausnahmen verzehren. Falls Sie nach einem Jahr wieder Ihr Ausgangsgewicht haben und rückfällig geworden sind, dann spendieren Sie diesen drei Freunden eine Urlaubswoche in Deutschland. Sie müssen komplett davon überzeugt sein, Ihr Ziel zu erreichen. Gewinner erkennen Sie am Start, Verlierer auch.

Mit Basen gegen Stress

Wer oft unter Stress steht, fühlt sich nicht nur ausgelaugt, sondern ist auch übersäuert und hat auch einen erhöhten Bedarf an Vitalstoffen. Am liebsten greifen wir in Stresssituationen jedoch zu Süßem oder anderen Naschereien. Doch zum Stressabbau sind viele wichtige Basen und Säure-Basen-Helfer notwendig. Dazu zählen das Vitamin C aus Obst – besonders Zitrusfrüchte – und Gemüse, die B-Vitamine aus Vollkornerzeugnissen, Obst und Gemüse sowie das Magnesium aus Vollkornerzeugnissen, Nüssen, Samen und Gemüse.

Cortison ist beteiligt

Dauerstress erhöht den Spiegel des Hormons Cortisol und verringert die Muskelmasse im Körper, wenn Bewegung fehlt. Aber nur die Muskeln sind in der Lage, Fett zu verbrennen. Ein erhöhter Cortisonspiegel fördert sogar die Fettspeicherung im Körper, besonders um Bauch und Hüften. Stress ist eigentlich ein genetisches Programm aus der Zeit, als wir noch Jäger und Sammler waren. Die Nahrungsbeschaffung und die Sicherheit hatten oberste Priorität. Es war notwendig, weite Wege zurückzulegen, zu jagen, zu kämpfen und zu fliehen. Das alles machen die Stresshormone möglich. Heute bewegen wir uns in Stresssituationen nicht mehr. Studien deuten darauf hin, dass ein erhöhter Cortisonspiegel bei den meisten Menschen das Verlangen nach mehr Zucker und Fett steigert. Die Nahrungsaufnahme verringert die körperliche Anspannung. Das Belohnungssystem des Körpers lernt, dass Zucker und Fett gegen Stress helfen. Außerdem steigt die Insulinkonzentration im Blut, wenn der Cortisonspiegel über längere Zeit erhöht bleibt, wir werden dicker und später krank. Deshalb der Hinweis: Bauen Sie Bewegung, die Spaß macht, in Ihr Leben ein. Dies senkt den Insulinspiegel, baut den Stresspegel ab und entspannt den ganzen Körper.

Merke Wir kompensieren den Stress mit Süßem, um den Serotoninspiegel zu heben und um möglichst viele Glücksmomente zu erzielen. Serotonin ist ein natürlicher Botenstoff. Er steckt vor allen Dingen in Bananen, Ananas, Avocados, Papayas und Tomaten. Der Körper kann Serotonin aus der Aminosäure Tryptophan teilweise selbst herstellen, welche in Getreide, Samen, Nüssen und Hülsenfrüchten enthalten ist. Es muss also nicht immer etwas Süßes sein, um für kurze Zeit gute Laune zu tanken.

Lachen ist basisch

Entdecken Sie Ihren Humor wieder. Wichtig ist, dass Sie eingefahrene Strukturen und Verhaltensmuster aufbrechen. Sie müssen raus aus der Lethargie, dem Alltagstrott und der Eintönigkeit. Vielleicht haben Sie gerade in den Phasen der Langeweile immer zu sauren Snacks gegriffen. Oder waren es der Stress und die mangelnde Freude im Alltag, die nach einer Belohnung durch Schokolade rufen? Ändern Sie Ihre Einstellung, dann ändern sich auch Ihre Gewohnheiten.

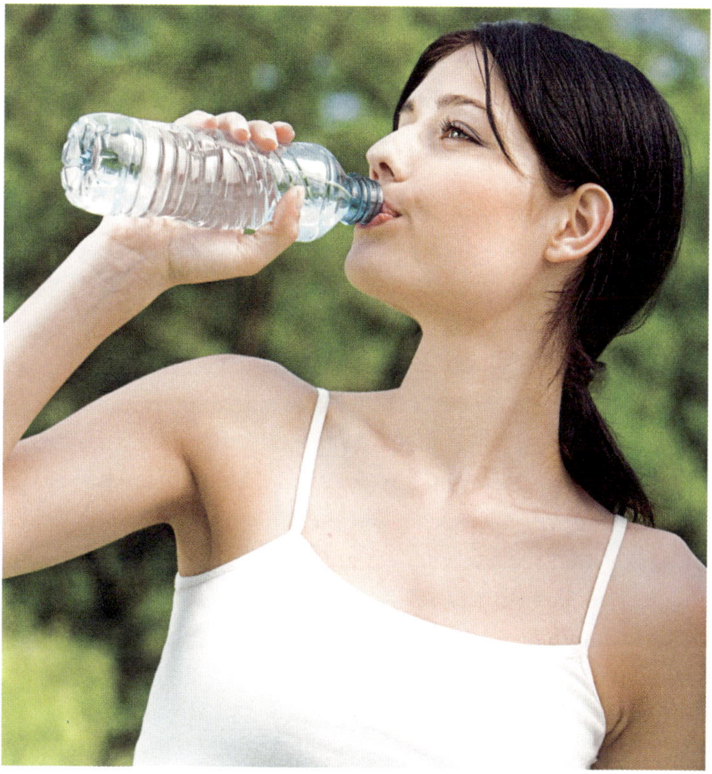

Wasser mit Kohlensäure ist schwach säurebildend –die Kohlensäure wird aber über die Lunge abgeatmet.

Yoga und Ausdauerbewegung

In der Phase 5 unseres Programms geht es darum, den Körper wieder leistungsstark zu machen. Gehören Sie auch zu den Menschen, die etwa ab dem 30. Lebensjahr mit dem Sport aufgehört oder ihn erheblich reduziert haben? Alles andere wurde plötzlich wichtiger, nur die Bewegung nicht. Die Energiebilanz kam natürlich durcheinander, und nun nehmen Sie täglich mehr Energie auf, als der Körper verbrennen kann.

Kommt die Energiebilanz aus der Balance, führt dies zur Einlagerung von Fett. In Deutschland bewegt sich jeder Zweite nur 900 Meter am Tag, der Neandertaler war damals ca. 20 Kilometer unterwegs, um seine Nahrung zu beschaffen. Integrieren Sie wieder mehr Bewegung in den Alltag. Die Muskulatur ist ein stoffwechselaktives Gewebe, das auch in den Stunden des Tages, in denen man nicht körperlich aktiv ist, sehr viel mehr Energie umsetzt als das Fettgewebe. Dazu kommt noch der sogenannte Nachbrenneffekt. Dieser Regenerationsstoffwechsel läuft noch Stunden nach der Bewegung auf Hochtouren und sorgt für eine erhöhte Fettverbrennung. Wichtig ist, ca. 180 Minuten Ausdauersport in der Woche zu absolvieren. Bleiben Sie dabei, Sie werden für das Durchhalten belohnt, nicht für das Anfangen.

Unser Tipp Geben Sie beim Joggen oder Walken mal richtig Gas, falls Sie keine Herz-Kreislauf-Probleme haben.

Mehr Energie für die Organe

Der Körper liebt es, wenn wir ihn strecken, dehnen und seine Muskeln stärken. Und wie heißt es so schön: Wir haben nicht nur unseren Körper, wir sind unser Körper. Diese tiefe Verbundenheit können Sie sehr gut durch Yoga erfahren. Durch die Konzentration auf die Atmung verweilen Sie im Hier und Jetzt, spüren die eigene innere Energie und können diese vermehren. Stress wird abgebaut, und ein Wohlgefühl stellt sich ein. Üben Sie Yoga ohne Leistungsdruck. Beachten Sie stets Ihre persönliche Dehngrenze und Muskelkraft. So werden Sie mit Leichtigkeit positive Veränderungen erzielen.

Die Yogaübungen

Wiegende Palme |1|

Tiryaka tadasana

Wirkungsweise Regt sehr gut Lymphe und Darm an, alles kommt in Fluss. Positiver Nebeneffekt: Die Übung baut Pölsterchen um Hüften und Taille ab.

Achtung Nicht bei akuten Rückenbeschwerden durchführen.

Ausführung Mit hüftweit geöffneten Beinen hinstellen. Die Wirbelsäule aufrichten. Einatmend die Arme seitlich über den Kopf heben, nach oben strecken und die Handflächen aneinanderlegen. Die Schultern ganz bewusst entspannt halten. Ausatmend den Oberkörper nach links beugen. Die Füße sollen stets gleichmäßigen, festen Bodenkontakt behalten. Stellen Sie sich vor, vor und hinter Ihnen befindet sich eine Wand, sodass Sie nur seitlich Platz haben, um sich zu bewegen. Einige tiefe Atemzüge in dieser Position verweilen. Dann einatmend zurück zur Mitte kommen. Ausatmend die Arme über die Seiten sinken lassen. Kurz nachspüren und die Übung zur rechten Seite hin ausführen.

1

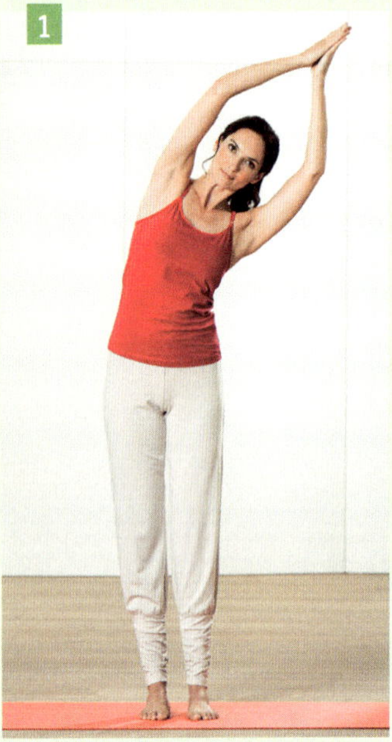

3-mal zu jeder Seite wiederholen.

Halber Drehsitz |2|

Ardha matsyendrasana

Wirkungsweise Massiert und durchblutet alle Bauchorgane: Leber, Bauchspeicheldrüse, Milz und Dünndarm. Reguliert die Ausschüttung von Gallensaft. Wirkt sehr aktivierend auf den Dickdarm, deshalb immer erst den rechten Fuß aufstellen, sodass der aufsteigende Dickdarm zuerst gedehnt wird, danach der absteigende Dickdarm auf der linken Seite. Gleichzeitig gewinnt die Wirbelsäule an Beweglichkeit. Die 26 Rückenwirbel stellen im Yoga den Sitz der Jugend dar, weshalb wir sie flexibel halten sollten. Die Taille wird nebenbei schön geformt.

Ausführung Mit gestreckten Beinen hinsetzen. Die Bein- und Gesäßmuskeln anspannen, den Rücken so gerade wie möglich halten. Nun den rechten Fuß neben

2

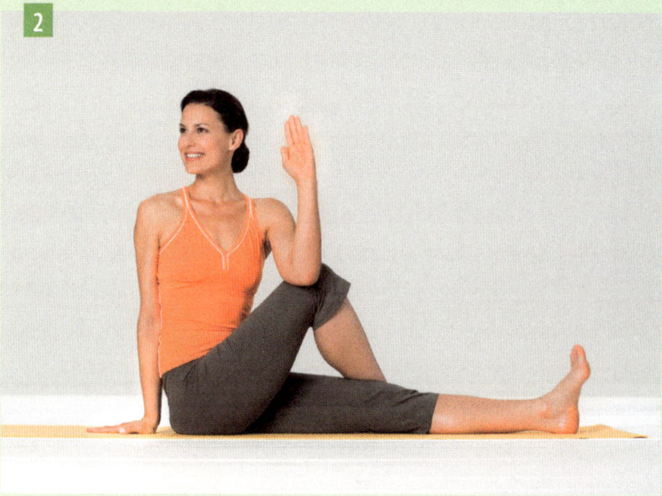

die Außenseite des linken Knies auf den Boden stellen. Die Zehen des linken Fußes leicht zum Schienbein ziehen, das Bein bleibt ausgestreckt. Die rechte Hand hinter der rechten Gesäßhälfte auf den Boden setzen, die Fingerspitzen zeigen nach hinten. Den linken Ellbogen an die Außenseite des rechten Knies bringen und einatmend den Oberkörper nach rechts drehen. Dabei mit dem Ellbogen einen sanften Druck gegen das Knie ausüben, wodurch eine Hebelwirkung entsteht. Der Kopf kann in der Mitte ruhen oder leicht zur rechten Seite mitgenommen werden. Die linke Hand ganz entspannt nach oben halten. Tief atmen. Beim Einatmen gedanklich die Wirbelsäule aufrichten. Beim Ausatmen die rechte Schulter noch etwas weiter nach hinten dehnen. Tief in den Bauch atmen und einige Atemzüge in dieser Position verweilen. Darauf achten, dass die Dehnung nicht zu stark wird, es sollte sich immer angenehm anfühlen. Zurück zur Mitte kommen. Beide Füße hüftbreit aufstellen, die Ellbogen um die Knie schlingen, den Rücken ganz rund machen, den Kopf hängen lassen und in diesem »Kutschersitz« entspannen. Die Übung zur anderen Seite hin ausführen. Noch 2-mal auf jeder Seite wiederholen.

Fisch |3|

Matsyasana

Wirkungsweise Regt die Schilddrüse und dadurch den gesamten Stoffwechsel an, was die Fettverbrennung ankurbelt. Öffnet den Brustraum und belüftet die Lungen. Die Thymusdrüse wird aktiviert, das Immunsystem profitiert. Macht die Wirbelsäule beweglich. Die Rückenmuskulatur wird gekräftigt, die Bauchorgane gedehnt. Die Haltung verbessert sich.

Achtung Nicht bei sehr hohem Blutdruck, Augenkrankheiten, akuten Rückenbeschwerden – vor allem in der Halswirbelsäule – und starker Schilddrüsenüberfunktion ausführen.

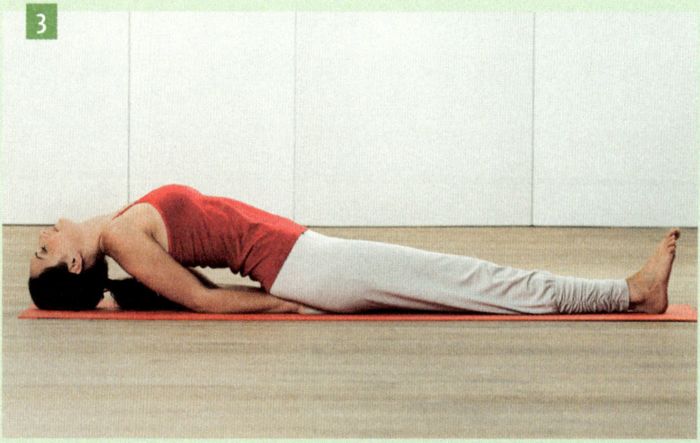

Ausführung Uhren, Armschmuck und Ringe ablegen. In die Rückenlage kommen. Die Beine berühren sich. Die Arme liegen neben dem Körper, Handflächen zeigen zum Boden. Nun die linke Gesäßhälfte anheben und den linken, ausgestreckten Arm darunterschieben. Auf der rechten Seite genauso verfahren. Die Ellbogen so weit wie möglich zueinanderführen, der Brustkorb hebt sich bereits. Die Gesäßmuskeln fest anspannen, das Gewicht auf die Unterarme und Ellbogen verlagern. Die Augen schließen. Einatmend den Kopf heben, in den Nacken legen und den Scheitelpunkt auf dem Boden absetzen. Das Hauptgewicht bleibt auf den Armen. Die Schulterblätter zusammenziehen. Die Gesäßmuskeln die ganze Zeit über fest anspannen, das entlastet den Rücken. Einige tiefe Atemzüge diese Position halten. Ausatmend in die Ausgangsposition zurücksinken und entspannen. Noch 2-mal wiederholen.

Tipp Eine große, zusammengefaltete Decke unter den Oberkörper legen, das kann zu Anfang hilfreich sein. Die Decke hilft, das Gewicht zu tragen.

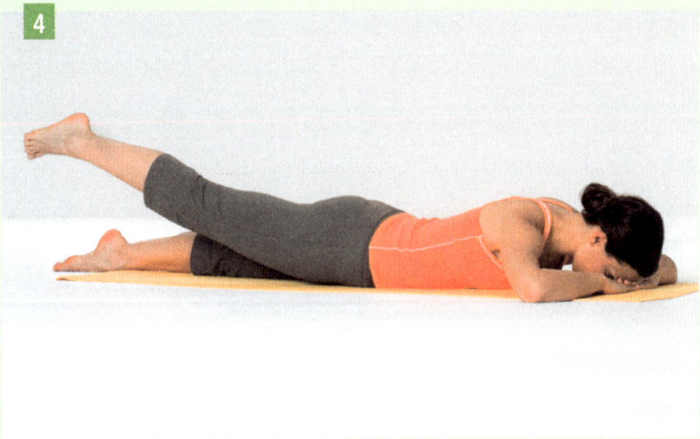

Halbe Heuschrecke |4|

Ardha shalabhasana

Wirkungsweise Die Funktionen von Leber, Milz und Bauchspeicheldrüse werden harmonisiert. Die Nierentätigkeit wird angeregt und ein träger Darm aktiviert. Gleichzeitig werden Po und Beine geformt und gestrafft.

Achtung Nicht bei Problemen im unteren Rücken durchführen.

Ausführung Auf der Yogamatte in die Bauchlage kommen. Die Beine sind leicht geöffnet, die Stirn ruht auf den Händen. Die Beckenbodenmuskulatur fest angespannt halten, und das Schambein während der gesamten Übung ganz kräftig in den Boden drücken. Einatmend das linke Bein vom Boden heben, jedoch nur so weit, dass die Hüften stabil bleiben und sich nicht verdrehen. Die Arme und Handflächen und das am Boden verbleibende Bein unterstützend in die Unterlage drücken. Einige tiefe ruhige Atemzüge in dieser Position bleiben. Dann ausatmend das Bein wieder ablegen. Zum Entspannen das

Gesicht mit der Wangenseite auf den Boden legen, die Arme etwas vom Körper abspreizen, Handflächen zeigen nach oben. Die Übung zur anderen Seite hin wiederholen, d. h., das rechte Bein vom Boden heben. Insgesamt 3-mal auf jeder Seite.

Dynamische Energiehaltung |5|

Druta utkatasana

Wirkungsweise Regt den Kreislauf und den Stoffwechsel an, und die Fettverbrennung wird angekurbelt. Die Gesäß-, Bein- und Rückenmuskulatur wird trainiert und gestärkt. Macht fit, munter und gute Laune. Das Ergebnis ist eine sehr schöne Körperhaltung.

5

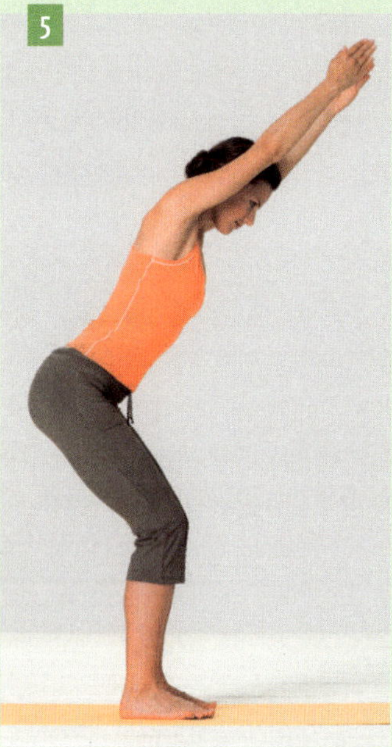

Achtung Nicht bei Herzproblemen und hohem Blutdruck durchführen.

Ausführung Aufrecht hinstellen, Fußspitzen zeigen nach vorne, die Füße berühren sich leicht. Die Wirbelsäule aufrichten, den Scheitelpunkt nach oben ziehen. Einatmend die Arme über die Seiten auf Schulterhöhe anheben, Handflächen zeigen zueinander. Die Arme so gestreckt wie möglich halten, die Schultern bleiben entspannt. Die Oberarme befinden sich möglichst neben den Ohren. Ausatmend die

Knie beugen, soweit es angenehm ist. Den Oberkörper mit geradem Rücken leicht nach vorn beugen. Die Bewegung ähnelt dem Hinsetzen auf einen Stuhl. Die Armhaltung erschwert dies allerdings. Also gehen Sie zu Anfang nicht zu tief in die Kniebeuge hinein. Nur so weit, wie es angenehm ist und die ausgestreckten Arme ihre Position neben dem Kopf nicht verlieren. Einatmend wieder aufrichten, ausatmend beugen … im eigenen Atemrhythmus einige Male wiederholen. Dann die Arme sinken lassen, in die Rückenlage kommen und entspannen.

Boot mit aufgestellten Füßen

Navasana (ohne Abbildung)

Wirkungsweise Sorgt für einen flachen Bauch, ohne den Rücken zu belasten. Massiert die Bauchorgane, regt die Darmbewegung an und fördert regelmäßigen Stuhlgang. Die Wirbelsäule wird gedehnt, die Bandscheiben werden bewässert, die Rückennerven gestärkt.

Ausführung Auf der Yogamatte in die Rückenlage kommen. Die Arme neben den Körper legen. Die Füße in Hüftbreite geöffnet auf den Boden stellen. Die Fußsohlen nun nach vorne gleiten lassen, gerade so weit, dass beide Fußsohlen noch Bodenkontakt behalten. Die Hände auf die Leisten legen, Fingerspitzen zeigen zu den Knien. Einatmen und beim Ausatmen den Kopf und den oberen Rücken Wirbel für Wirbel anheben. Das Kinn dabei zum Brustbein ziehen, damit der Nacken ganz entspannt bleibt. Währenddessen die Hände auf den Oberschenkeln zu den Knien schieben. Die Arme sind dabei gestreckt, die Schultern entspannt. Nur so weit aufrichten, wie es angenehm ist. Wenn die Hände die Knie nicht berühren, ist das nicht schlimm, gehen Sie immer nur so weit, wie es Ihr Körper zulässt. Den Bauchnabel nach innen ziehen, die Bauchmuskeln kontrahieren automatisch. Einige tiefe Atemzüge in dieser Position verweilen, dann ausatmend wieder in die Rückenlage kommen, Beine ablegen. Kurz entspannen und die Übung noch 2-mal wiederholen.

Rückenrollen

Druta apanasana (ohne Abbildung)

Wirkungsweise Die Bauchmuskulatur wird gestärkt. Durch die Enge im Bauchraum werden alle Bauchorgane kräftig massiert und stimuliert (Leber, Galle, Bauchspeicheldrüse, Milz). Fördert die Verdauung und die Stuhlentleerung, löst Gase aus dem Darm. Auch die Schilddrüse wird aktiviert. Das Besondere ist jedoch, dass die Wirbel auf natürliche Weise ihre richtige Position finden.

Achtung Nicht am Abend ausüben, Sie werden fit und wach, die Rückennerven belebt!

Ausführung Eine zusätzliche Decke falten und auf die Matte legen. Hinsetzen, die Füße aufstellen und die Knie so nah wie möglich an den Körper bringen. Die Knie oder die Kniekehlen mit den Händen umfassen. Das Kinn stark zum Brustbein ziehen und die Stirn Richtung Knie führen. Den Rücken ganz rund machen. Es ist wichtig, dass der Rücken die ganze Zeit über so rund wie möglich bleibt. Es hilft, wenn man den Bauchnabel ganz weit nach innen zieht und die Bauchmuskeln fest anspannt. Nun einatmend auf der Wirbelsäule nach hinten schaukeln, ausatmend wieder zurück in den Sitz schaukeln. So im eigenen Atemrhythmus fortfahren, solange es angenehm ist. Zu Anfang ist es hilfreich, mit den Füßen etwas Schwung zu nehmen. Werden die Bauchmuskeln stärker und die Wirbelsäule beweglicher, ist dies nicht mehr nötig. In der Rückenlage entspannen.

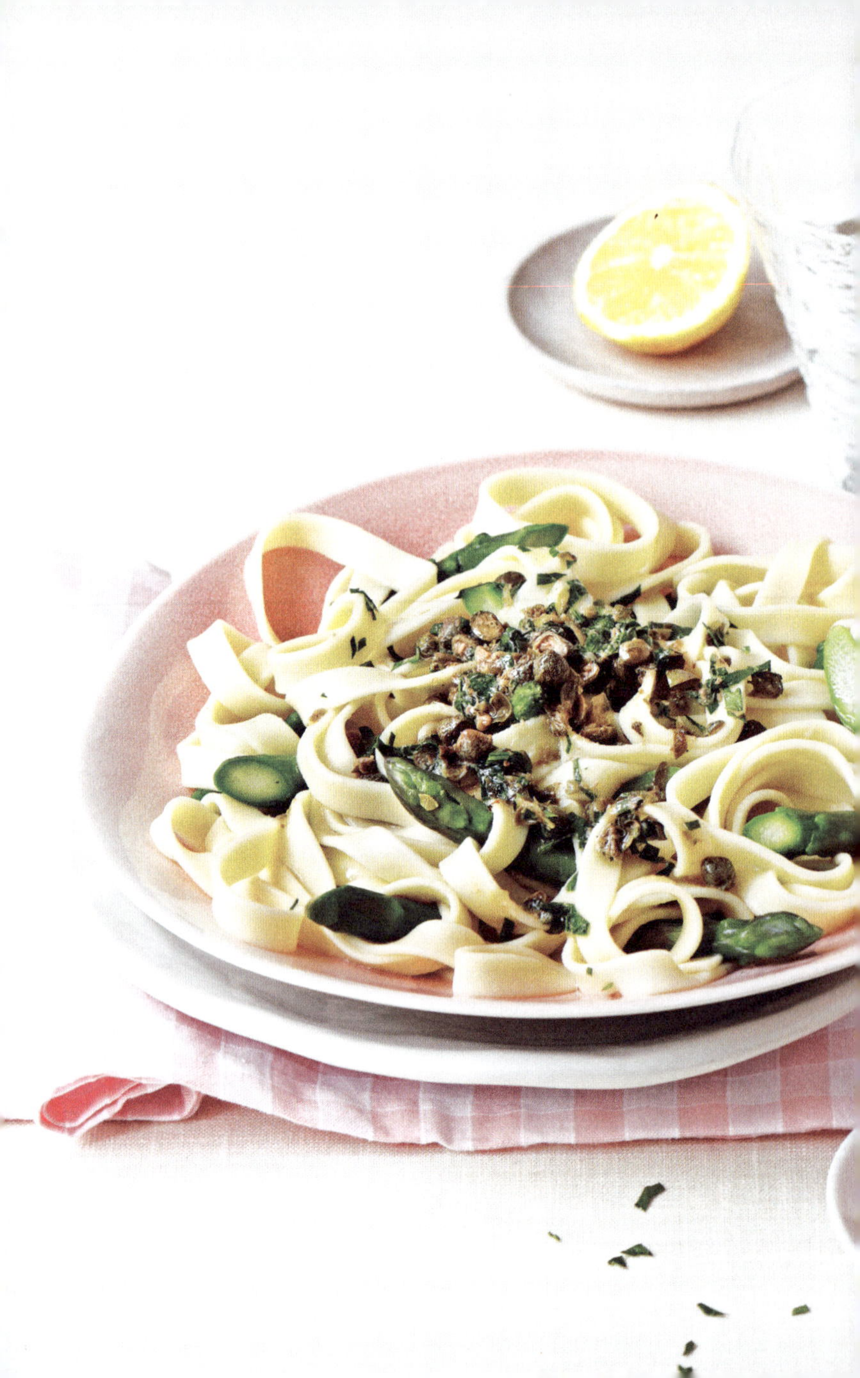

Rezepte für den Säure-Basen-Haushalt

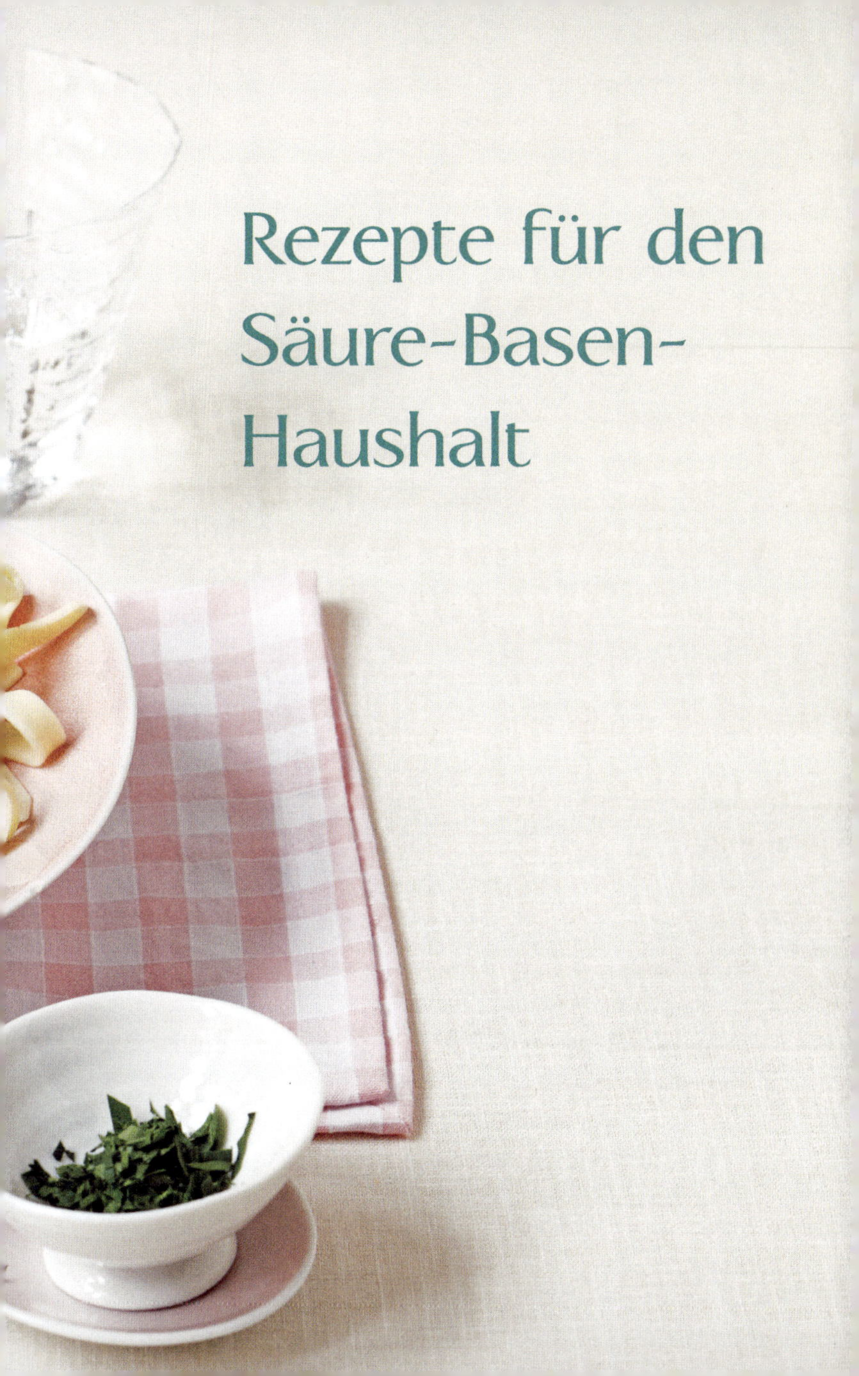

Diese Küchengeräte benötigen Sie

- Pürierstab oder Mixer zum Pürieren
- Küchenmesser (mit glatter und gezackter Klinge)
- Schneidebrett
- Küchenhobel
- Gerät zum Raspeln von Gemüse
- Getreidemühle (kein Muss, aber von Vorteil)
- Sieb
- Holzkochlöffel
- Evtl. Einfrierdosen (falls größere Mengen zubereitet und eingefroren werden sollen)
- Töpfe mit Deckeln
- Pfanne
- Schneebesen
- Messbecher
- Auflaufform für Backofen

Diese Lebensmittel sollten immer in Ihrem Vorratsschrank vorhanden sein

- Bio-Gemüsebrühe (ohne Hefeextrakt, ohne Glutamat, rein pflanzlich)
- Kräutersalz
- Schwarzer Pfeffer (frisch aus der Mühle)
- Muskatnüsse (zum frischen Mahlen)
- Frische Kräuter (auf der Fensterbank oder dem Balkon im Topf gezogen) oder
- Getrocknete bzw. tiefgefrorene, gehackte Kräuter

- Kartoffelmehl oder Kartoffelflocken (z. B. aus einer Fertigpüree-Packung)
- Kartoffeln
- Zwiebeln
- Sojasahne
- Getreide (Gerste, Weizen, Roggen, Hirse, Dinkel etc.) als ganzes Korn, Flocken oder geschrotet bzw. gemahlen
- Vollkornnudeln ohne Ei
- Hülsenfrüchte (Bohnen, Erbsen, Linsen)
- Evtl. Vollkorncracker, Dinkelstangen (als Zwischenmahlzeiten)
- Bio-Speiseöle (Leinöl, Olivenöl, Sesamöl, Haselnussöl)
- Essig (Apfelessig, Balsamico) oder Zitronensaft
- Süßungsmittel (Ayurveda-Zucker »Sharkara«, Honig, Birnendicksaft, Ahornsirup, Agavendicksaft etc.)
- Trockenfrüchte
- Pflanzlicher Brotaufstrich (in verschiedenen Geschmacksrichtungen)
- Nüsse (Cashew-, Hasel-, Walnüsse, Mandeln, Pinienkerne etc.; auch als Mus) und Saaten (Sesam, Leinsamen, Sonnenblumen-, Kürbiskerne)
- Soja-, Reis- oder Haferdrink (als Kuhmilchersatz)

Alle weiteren Lebensmittel wie Obst, Gemüse, Vollkornbrot sowie auf Wunsch Butter, Frischkäse, Joghurt, Quark etc. sollten immer frisch eingekauft werden.

Phase 1 – Das Suppenfasten

Intensiv-Entsäuerung für die erste Woche

Um erfolgreich abnehmen zu können, muss der Stoffwechsel zuerst entsäuert werden, damit das Gewebe Sauerstoff, Enzyme, Basen und die Säure-Basen-Helfer für seine Aufgaben zur Verfügung gestellt bekommt. Das Ziel dieser ersten Woche der Entsäuerung ist es, »Fit in sieben Tagen« zu werden. Morgens gibt es eine aufbauende Suppe, mittags eine sättigende Suppe und abends eine Wohlfühlsuppe. Die warmen Suppen und die leicht aufzunehmenden Kohlenhydrate aus den Kartoffeln und dem Gemüse fördern die Wärmeerzeugung, Sie frieren nicht und fühlen sich pudelwohl. Die leckeren Suppen entsäuern Ihren Stoffwechsel intensiv und helfen Ihnen beim Abnehmen.

Süße Hafer-Reis-Suppe

Wohlgefühl zum Essen

FRÜHSTÜCKSSUPPE
für 2 Portionen
dauert ca. 8 Minuten

500 ml Reisdrink
4 gestrichene EL feine Vollkornhaferflocken
4 EL Reisflocken
2 reife Bananen
1 TL gemahlene Vanille
1 EL Honig oder Agavendicksaft

1 Reisdrink erhitzen. Den Topf von der Kochstelle ziehen, die Hafer- und Reisflocken einrühren und 5 Minuten quellen lassen.

2 Bananen schälen und das Fruchtfleisch mit einer Gabel fein zerdrücken. Bananenmus und Vanille unter die Flockensuppe mischen. Nach Bedarf mit Honig oder Agavendicksaft süßen.

3 Die Suppe auf Teller verteilen und warm genießen.

INFO Hafer enthält hochwertiges Eiweiß, Eisen, Zink, Kalzium, Magnesium, Kalium, B-Vitamine und wichtige lösliche Ballaststoffe. Die Kohlenhydrate des Hafers bleiben somit länger im Darm und gehen nur sehr langsam ins Blut. So ist Hafer der ideale Sattmacher. Sein Kieselsäuregehalt stärkt das Bindegewebe.

Mango-Melonen-Suppe

Fatburner-Duo

FRÜHSTÜCKSSUPPE
für 2 Portionen
dauert ca. 12 Minuten

1 reife Mango
½ Honig- oder Galiamelone
Saft von ½ Zitrone
200 ml heller Traubensaft
1 Banane

1 Mango schälen und das Fruchtfleisch rund um den Kern abschneiden.

2 Aus der Melonenhälfte die Kerne entfernen. Einige Melonenkugeln ausstechen und beiseitelegen. Das restliche Fruchtfleisch aus der Schale lösen.

3 Mango- und Melonenstücke mit Zitronen- und Traubensaft in einem Mixer fein pürieren. Banane schälen und in Scheiben schneiden.

4 Suppe auf zwei Teller verteilen und die Melonenkugeln zusammen mit den Bananenscheiben in die Fruchtsuppe geben.

Warme Trockenfrüchtesuppe

der Energiekick

FRÜHSTÜCKSSUPPE
für 2 Portionen
dauert ca. 10 Minuten
+ 30 Minuten Einweichzeit
(oder über Nacht)

150 ml naturtrüber Apfelsaft
2 getrocknete Feigen
6 getrocknete Aprikosen
8 getrocknete Pflaumen
4 Datteln
500 ml Haferdrink
je 1 Messerspitze Zimt-, Nelken-, Koriander- und Kardamompulver

1 Apfelsaft erhitzen. Trockenfrüchte wenn nötig entkernen, klein schneiden und in den heißen Apfelsaft legen. Ca. 30 Minuten (oder über Nacht) einweichen.

2 Haferdrink erhitzen und zu den Trockenfrüchten geben. Das Ganze in einem Mixer pürieren.

3 Die Fruchtsuppe mit Zimt, Nelken, Koriander und Kardamom würzen. Warm verzehren.

INFO Trockenfrüchte sind reich an Mineralstoffen und damit bestens geeignet, eine Speise basisch zu machen. Im pürierten Zustand wirken sie leicht sämig.

Möhren-Apfel-Orangen-Suppe

Basenpower pur

FRÜHSTÜCKSSUPPE
für 2 Portionen
dauert ca. 20 Minuten

3 Möhren
1 Apfel
2 EL Sonnenblumenöl
2 EL Honig
200 ml naturtrüber Apfelsaft
Saft von 1 Orange
½ TL frisch geriebener Ingwer

1 Möhren waschen, schälen und klein schneiden. Apfel schälen, das Kerngehäuse entfernen und das Fruchtfleisch in feine Würfel schneiden.

2 In einem Topf Öl mit Honig vorsichtig erhitzen und unter Rühren karamellisieren lassen. Möhren- und Apfelstücke dazugeben und ca. 2 Minuten anbraten. Mit 300 Milliliter Wasser ablöschen. Zugedeckt bei mittlerer Hitze ca. 8 Minuten garen.

3 Den Apfelsaft in den Topf geben und alles zu einer feinen Suppe pürieren.

4 Den Orangensaft zur Suppe geben. Die Suppe mit Ingwer würzen und lauwarm servieren.

Grütze mit Trockenfrüchten

die natürliche Basenquelle

FRÜHSTÜCKSSUPPE
für 2 Portionen
dauert ca. 10 Minuten
+ Einweichzeit über Nacht

5 EL grob geschroteter Weizen
je 3 getrocknete Aprikosen, Pflaumen und Datteln
300 ml naturtrüber Apfelsaft
2 EL Sultaninen oder Rosinen
2 EL Sojasahne
1 TL Agavendicksaft
1 Prise gemahlene Vanille
1 EL Mandelblättchen

1 Weizenschrot über Nacht in reichlich Wasser einweichen. Am nächsten Tag das Einweichwasser abgießen, die Weizengrütze abspülen und gut abtropfen lassen.

2 Aprikosen, Pflaumen und Datteln klein schneiden.

3 Apfelsaft erwärmen und darin die Weizengrütze mit allen Früchten bei mittlerer Hitze zugedeckt ca. 5 Minuten dünsten. Leicht abkühlen lassen.

4 Sojasahne, Agavendicksaft und Vanille unter die Grütze heben. Die Grütze in zwei Müslischalen füllen und die Mandelblättchen darüberstreuen.

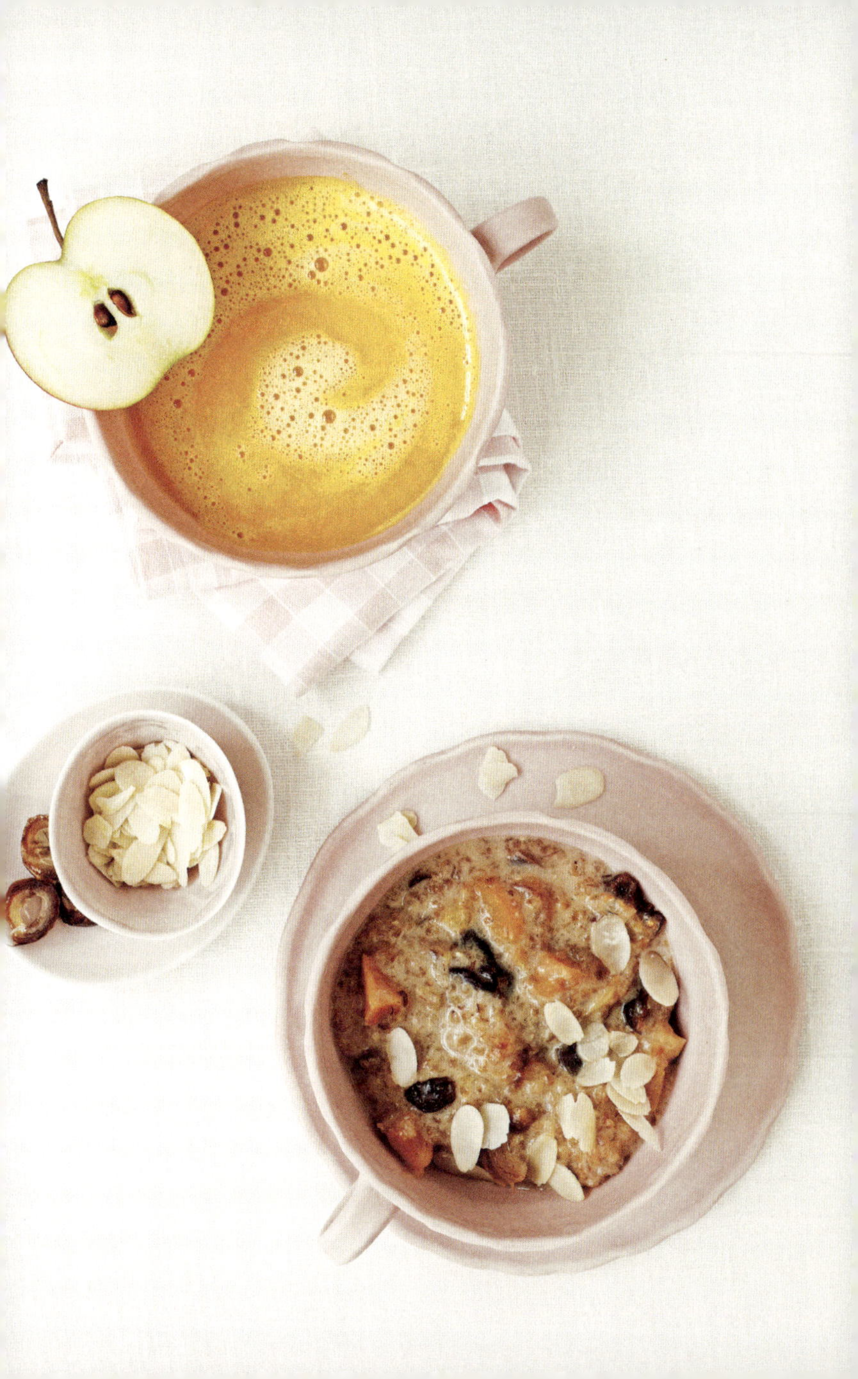

Sommerfrüchtesuppe

flüssiger Basengenuss

FRÜHSTÜCKSSUPPE
für 2 Portionen
dauert ca. 10 Minuten
2 reife Aprikosen
2 reife Nektarinen
2 reife Pfirsiche
¼ Wassermelone
evtl. Honig oder Agavendicksaft

1 Aprikosen, Nektarinen und Pfirsiche waschen und die Kerne herauslösen. Das Fruchtfleisch klein schneiden.

2 Wassermelone schälen, Kerne entfernen und das Fruchtfleisch zerkleinern.

3 Alle Fruchtstücke in einem Mixer fein pürieren. Nach Geschmack mit Honig oder Agavendicksaft süßen.

Rote Beerensuppe mit Sojamilch

der basische Gesundmacher

FRÜHSTÜCKSSUPPE
für 2 Portionen
dauert ca. 10 Minuten
400 ml Sojamilch
6 EL Getreideflocken (Gerste-, Hafer-, Roggen-, Weizenflocken)
500 g frische Beeren (Erdbeeren, Himbeeren, Johannisbeeren)
1 EL Ahornsirup oder Agavendicksaft
1 EL Bourbon-Vanillezucker
1 EL Mandelmus

1 Die Sojamilch in einem Topf erhitzen. Den Topf von der Kochstelle nehmen und die Getreideflocken darin ca. 5 Minuten quellen lassen.

2 Früchte waschen, putzen und gut abtropfen lassen.

3 Die Getreidemasse mit Ahornsirup oder Agavendicksaft und Vanillezucker süßen. Das Mandelmus dazugeben und alles fein pürieren.

4 Die Getreidesuppe in zwei Teller füllen und die Früchte einlegen.

TIPP Greifen Sie außerhalb der Beerensaison auf tiefgekühlte Früchte zurück.

Molls basische Gemüsebrühe

Grundrezept für Trockenpulver

1 Ein Backblech mit Backpapier auslegen.

2 Kartoffeln, Möhren und Sellerie waschen und schälen bzw. putzen. Zwiebeln abziehen. Alles in Würfelchen schneiden. Porree putzen, in feine Streifen zerteilen und gründlich waschen. Petersilie waschen und trockenschwenken.

3 Gemüse und Petersilie pürieren. Die Masse auf das Backblech streichen und ca. 12 Stunden bei 70 °C im Backofen trocknen lassen, dabei gelegentlich umrühren.

4 Die trockene Masse mit Ingwer, Kurkuma und Kräutersalz würzen. Anschließend erneut im Mixer fein mixen.

5 Die körnige Gemüsebrühe in ein Schraubglas füllen und als Gemüsebrühepulver und Würze verwenden. Sie ist ca. 6 Monate haltbar.

GRUNDREZEPT

für 1 großes Schraubglas

5 Kartoffeln
10 Möhren
2 Knollensellerie
6 Zwiebeln
6 Stangen Porree
½ Bund Petersilie
1 EL Ingwerpulver
1 EL Kurkuma
1 EL Kräutersalz

Außerdem

1 Schraubglas

INFO Mit diesem Trockenpulver können Sie jederzeit eine basische Gemüsebrühe zubereiten, wie sie in den Rezepten als Zutat benötigt wird. Nehmen Sie dazu 1 Esslöffel Trockenpulver auf ½ Liter Wasser. Falls Sie keine Zeit haben, die gekörnte Basenbrühe selbst zuzubereiten, dann verwenden Sie bitte eine Bio-Gemüsebrühe, die rein pflanzlich, frei von Hefeextrakt und ohne Zusatz von Geschmacksverstärkern ist. Der Gemüse- und Kräuteranteil sollte größer als 30 Prozent sein.

TIPP Kochen Sie eine frische Gemüsebrühe aus den angegebenen Zutaten und trinken Sie sie über den Tag verteilt, wenn Sie zwischendurch Hunger bekommen.

Zucchini-Sauerampfer-Suppe

Blutreinigung leicht gemacht

MITTAGSSUPPE
für 2 Portionen
dauert ca. 10 Minuten

1 große Zucchini
1 kleine Zwiebel
10 Blätter Sauerampfer
1 EL Olivenöl
500 ml Gemüsebrühe
1 EL Reismehl
Kräutersalz
1 TL Zitronensaft

1 Zucchini waschen, putzen und in Stücke schneiden. Zwiebel abziehen und fein würfeln. Sauerampfer waschen und quer in feine Streifen schneiden.

2 Öl erhitzen und die Zwiebelwürfel darin glasig anschwitzen. Sauerampfer zufügen. Zucchinistücke dazugeben und unter Rühren 1 Minute schmoren.

3 Mit 450 Milliliter Brühe ablöschen. Aufkochen lassen, die Hitzezufuhr reduzieren und das Gemüse zugedeckt ca. 8 Minuten garen. In einem Mixer grob zerkleinern.

4 Restliche Brühe mit Reismehl verrühren, in die Suppe geben und diese erneut aufkochen lassen. Gut würzen.

Spargel-Orangen-Suppe

der Entwässerungsprofi

MITTAGSSUPPE
für 2 Portionen
dauert ca. 20 Minuten

10 Stangen weißer Spargel
400 ml Gemüsebrühe
1 EL Rohrzucker
Meersalz
1 gehäufter EL Dinkel-Vollkornmehl, fein gesiebt
evtl. 1 EL Sojasahne
1 unbehandelte Orange
1 TL Sesamöl geröstet
Kräutersalz
Pfeffer

1 Spargel waschen, schälen, putzen und schräg in kleine Stücke schneiden. Die Brühe mit Zucker und Salz erhitzen und die Spargelstücke darin ca. 10 Minuten garen. Abseihen und dabei die Brühe auffangen.

2 Dinkelmehl in ca. 1 Esslöffel kaltem Wasser anrühren und die Brühe damit andicken. Spargel dazugeben. Die Suppe mit Sojasahne verfeinern.

3 Orange heiß waschen und halbieren. Eine Hälfte zu Saft pressen. Die andere Hälfte schälen, das Fruchtfleisch auslösen und klein schneiden. Öl leicht erwärmen, die Orangenstücke darin ca. 1 Minute schwenken, salzen und pfeffern. Mit dem Saft in die Suppe geben.

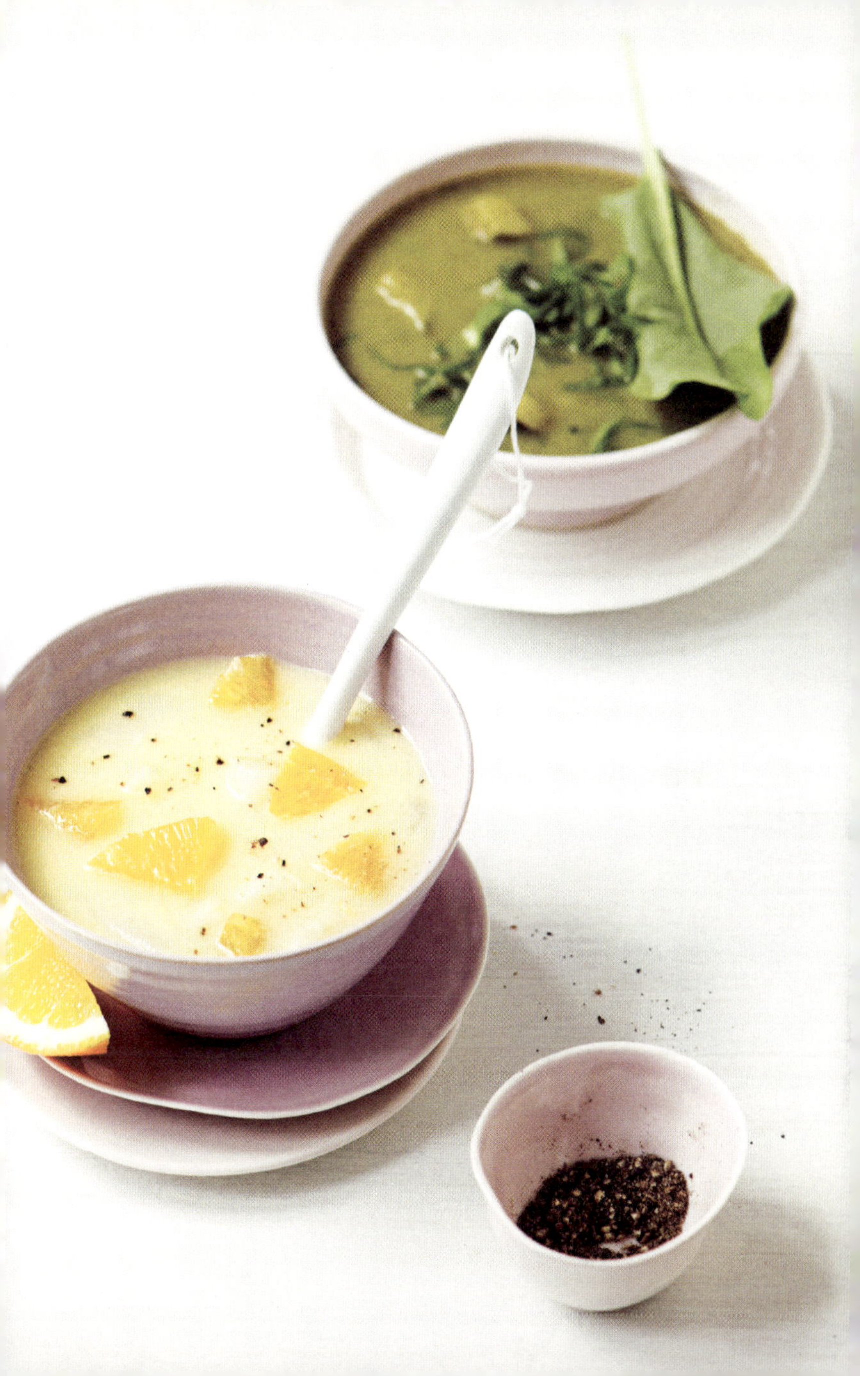

Rote Linsensuppe

schlicht, lecker und mit Einlage

MITTAGSSUPPE
für 2 Portionen
dauert ca. 25 Minuten

1 Zwiebel
2 Möhren
1 kleines Stück Knollensellerie
3 Kartoffeln
1 EL Olivenöl
500 ml Gemüsebrühe
4 EL rote Linsen
Kräutersalz
evtl. 2 Sojawürstchen

1 Zwiebel abziehen und fein würfeln. Möhren waschen, schälen und in feine Scheiben schneiden. Sellerie putzen, schälen und fein würfeln. Kartoffeln waschen, schälen, vierteln und in dünne Scheiben schneiden.

2 Öl erhitzen und die Zwiebelwürfel darin anschwitzen. Möhren, Sellerie und Kartoffeln dazugeben, alles kurz anschwitzen und mit der Brühe ablöschen. Aufkochen lassen und zugedeckt ca. 8 Minuten dünsten.

3 Die Linsen heiß waschen und das Wasser abgießen. Die Linsen zu der Suppe geben und für weitere 8 Minuten mitgaren; sie dürfen zerfallen. Mit Kräutersalz würzen.

4 Auf Wunsch Sojawürstchen in Scheiben dazugeben.

Grüne Kräutersuppe

der farbige Schlankmacher

MITTAGSSUPPE
für 2 Portionen
dauert ca. 35 Minuten

1 Stange Porree
100 g frische, gepalte Erbsen (oder Tiefkühlware)
2 Kartoffeln
300 ml Gemüsebrühe
je 2 EL gehackte Petersilie, Schnittlauch, Dill, Kresse
50 ml Sojasahne
Kräutersalz
frisch gemahlener Pfeffer

1 Porree putzen, schräg in ca. 1 Zentimeter breite Streifen schneiden und gründlich waschen. Erbsen verlesen und waschen. Kartoffeln waschen, schälen, vierteln und in schmale Scheiben schneiden.

2 In einem Topf die Gemüsebrühe zum Kochen bringen. Gemüse und Kartoffeln dazugeben und zugedeckt bei mittlerer Hitze ca. 15 Minuten garen.

3 Alle Kräuter und die Sojasahne einrühren. Den Topfinhalt fein pürieren. Die Kräutersuppe mit Kräutersalz und Pfeffer würzen.

Bunte Paprikasuppe

reinigt Lymphe und Gewebe

1 Paprikaschoten waschen, putzen und klein schneiden. Sauerkraut in einem Sieb waschen, abtropfen lassen. Zwiebel und Knoblauch abziehen und fein würfeln.

2 Öl in zwei Töpfen erhitzen und jeweils die Hälfte der Zwiebel- und Knoblauchwürfel darin glasig anschwitzen. In einen Topf das Sauerkraut geben und ca. 5 Minuten andünsten. Im anderen Topf die Paprikawürfel kurz anbraten und mit der Brühe ablöschen. Bei mittlerer Hitze zugedeckt ca. 7 Minuten garen und dann pürieren.

3 Mehl in 50 Milliliter kaltem Wasser anrühren und in die Paprikasuppe mischen. Sauerkraut zufügen und aufkochen lassen. Pikant würzen.

MITTAGSSUPPE

für 2 Portionen

dauert ca. 20 Minuten

je 1 kleine rote, gelbe und grüne Paprikaschote
4 EL frisches Sauerkraut
1 Zwiebel, 1 Knoblauchzehe
2 EL Olivenöl
400 ml Gemüsebrühe
1 gehäufter EL Weizen-Vollkornmehl, fein gesiebt
Kräutersalz, Pfeffer
1 Prise edelsüßes Paprikapulver
1 Prise Cayennepfeffer

Romanesco-Blumenkohl-Suppe

das unschlagbare Duo

1 Romanesco und Blumenkohl putzen, in Röschen teilen und waschen. Brühe aufkochen und die Kohlröschen darin bei mittlerer Hitze zugedeckt ca. 10 Minuten garen. Einige Röschen herausnehmen und beiseitelegen.

2 Kartoffeln pellen, zerdrücken und zum Gemüse geben. Den Topfinhalt mit einem Pürierstab pürieren.

3 Gemüseröschen wieder dazugeben. Die Suppe mit reichlich Muskatnuss, Pfeffer und Kräutersalz würzen. Auf Wunsch etwas Sojasahne zum Verfeinern untermischen. Mit Mandelblättchen garnieren.

MITTAGSSUPPE

für 2 Portionen

dauert ca. 20 Minuten

1/4 Romanesco
1/4 Blumenkohl
500 ml Gemüsebrühe
2 Pellkartoffeln (vom Vortag oder frisch gegart)
frisch geriebene Muskatnuss
schwarzer Pfeffer
Kräutersalz
evtl. 2 EL Sojasahne
2 EL Mandelblättchen

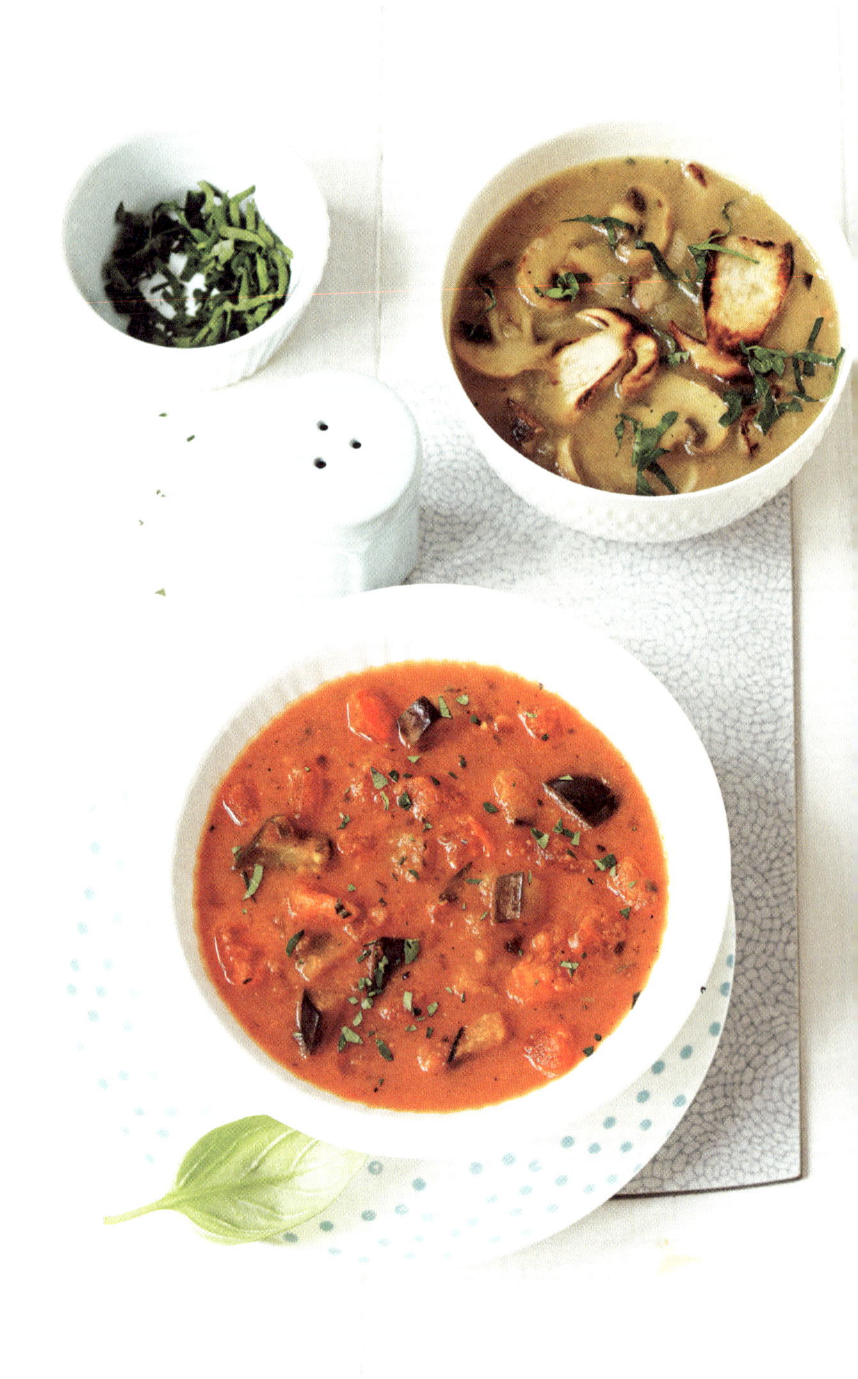

Zweierlei Pilzesuppe

entwässert durch Lymphreinigung

MITTAGSSUPPE
für 2 Portionen
dauert ca. 25 Minuten

- 200 g Steinpilze
- 200 g Champignons
- 1 Zwiebel
- 1 EL Olivenöl
- 500 ml Gemüsebrühe
- 1 gehäufter EL Reismehl
- Kräutersalz
- frisch gemahlener Pfeffer
- 1 EL gehackte Petersilie

1 Steinpilze und Champignons nur kurz waschen und putzen. Beide Pilzarten in Scheiben schneiden, in einem Topf erhitzen und Wasser ziehen lassen. Den Pilzsud abgießen und auffangen, die Pilze beiseitestellen.

2 Zwiebel abziehen und klein würfeln. Öl erhitzen und die Zwiebelwürfel darin glasig anschwitzen. Die Pilze dazugeben und kurz anbraten. Mit der Brühe ablöschen und zugedeckt ca. 5 Minuten dünsten.

3 Abgekühlten Pilzsud (oder 2 Esslöffel kaltes Wasser) mit dem Reismehl vermischen und in die heiße Suppe rühren. Die Suppe erneut aufkochen lassen und mit Kräutersalz und Pfeffer würzen. Mit Petersilie bestreuen.

Auberginen-Tomaten-Suppe

Power fürs Immunsystem

ABENDSUPPE
für 2 Portionen
dauert ca. 20 Minuten

- 1 Aubergine
- 2 Fleischtomaten
- 1 Zwiebel
- 1 Knoblauchzehe
- 1 EL Olivenöl
- 1 EL frisch gehacktes Basilikum
- 1 EL frisch gehackter Oregano
- 500 ml Gemüsebrühe
- Kräutersalz
- frisch gemahlener Pfeffer

1 Aubergine putzen, schälen und klein schneiden. Tomaten vom Stielansatz befreien, kurz in kochendes Wasser tauchen, häuten und ebenfalls klein schneiden. Zwiebel und Knoblauch abziehen und fein würfeln.

2 Öl in einem Topf erhitzen und Zwiebel und Knoblauch darin anschwitzen. Auberginen- und Tomatenstücke sowie die Kräuter zufügen und kurz mit anschmoren. Mit der Brühe ablöschen. Ca. 10 Minuten einkochen lassen.

3 Die Hälfte der Suppe in einem Mixer pürieren und zurück in den Topf geben. Die Suppe mit Kräutersalz und Pfeffer würzen.

Asiatische Gemüsesuppe

macht warm ums Herz

ABENDSUPPE
für 2 Portionen
dauert ca. 20 Minuten

1 Schalotte
2 Möhren
20 Zuckerschoten
ca. 1 cm frischer Ingwer
¼ reife Mango
1 EL Sesamöl geröstet
450 ml Gemüsebrühe
50 ml ungesüßte Kokosmilch
Meersalz
1 EL Kokosraspel

1 Schalotte abziehen und fein würfeln. Möhren putzen, schälen und quer in schmale Scheiben schneiden. Zuckerschoten waschen. Ingwer schälen und in dünne Scheiben schneiden. Mango schälen und das Fruchtfleisch rund um den Kern stückweise abschneiden.

2 Öl erhitzen und darin Schalotten, Möhren, Zuckerschoten, Mango und Ingwer anschwitzen. Mit Gemüsebrühe und Kokosmilch ablöschen und 10 Minuten dünsten. Nach Bedarf leicht salzen.

3 Eine Pfanne ohne Fett erhitzen und die Kokosraspel darin anrösten. Über die Suppe streuen.

Gemüsebrühe mit Bohnen

basisch einmal anders

ABENDSUPPE
für 2 Portionen
dauert ca. Minuten

50 g weiße Bohnen
50 g rote Bohnen (Kidneybohnen)
3 Kartoffeln
100 g grüne Stangenbohnen
100 g dicke Bohnen
450 ml Gemüsebrühe
1 TL getrocknetes Bohnenkraut
Kräutersalz

1 Weiße und rote Bohnen mit Wasser bedecken und über Nacht einweichen. Am nächsten Tag das Einweichwasser abgießen und die Bohnen in frischem Wasser zugedeckt bei mittlerer Hitze ca. 50 Minuten garen. Überschüssiges Wasser abgießen.

2 Kartoffeln waschen, schälen und klein würfeln. Stangenbohnen waschen, putzen und in mundgerechte Stücke schneiden. Dicke Bohnen waschen und putzen.

3 Brühe erhitzen und Kartoffeln, Stangenbohnen, dicke Bohnen und Bohnenkraut dazugeben. Ca. 20 Minuten garen. Weiße und rote Bohnen zufügen. Suppe salzen.

Fenchelbrühe mit Klößchen

spendet Wohlgefühl

ABENDSUPPE

für 2 Portionen

dauert ca. 20 Minuten

Kräutersalz
50 g Polenta (Maisgrieß)
2 Fenchelknollen
½ Orange
500 ml Gemüsebrühe

1 In einem Topf 200 Milliliter leicht gesalzenes Wasser erhitzen. Die Polenta einrühren und kurz aufkochen lassen (Vorsicht, es spritzt!). Den Topf zur Seite ziehen und den Grieß zugedeckt 10 Minuten quellen lassen.

2 Fenchelknollen putzen und in feine Streifen schneiden. Das Fenchelgrün fein hacken. Brühe aufkochen und das Gemüse darin zugedeckt bei mittlerer Hitze ca. 12 Minuten dünsten. Mit Kräutersalz würzen.

3 Für die Klößchen mit einem Teelöffel von der Polenta kleine Nocken abstechen. Die Klößchen in die heiße Suppe geben. Mit Fenchelgrün bestreuen.

Kürbissuppe mit Birnen

ideal zum Entschlacken

ABENDSUPPE

für 2 Portionen

dauert ca. 30 Minuten

½ Hokkaidokürbis
2 Möhren
1 reife Birne
450 ml Gemüsebrühe
1 EL Apfel- oder Birnendicksaft
Kräutersalz
¼ TL Kurkuma
1 Prise Currypulver
evtl. 1 EL Sojasahne
1 EL Kürbiskernöl

1 Kürbisfruchtfleisch klein schneiden. Möhren waschen, schälen und in dünne Scheiben schneiden. Birne vierteln, Kerngehäuse entfernen und das Fruchtfleisch klein schneiden.

2 Gemüsebrühe in einem Topf erhitzen und Kürbis-, Möhren- und Birnenstücke dazugeben. Zugedeckt bei mittlerer Hitze ca. 15 Minuten garen.

3 Alles mit Dicksaft, Kräutersalz, Kurkuma und Currypulver würzen. Den Topfinhalt fein pürieren. Die Suppe auf Wunsch mit Sojasahne verfeinern. Das Kürbiskernöl über die Suppe träufeln und diese sofort servieren.

Zwiebel-Porree-Brühe

der Immunkick zu später Stunde

ABENDSUPPE
für 2 Portionen
dauert ca. 10 Minuten

2 große weiße Zwiebeln
2 Stangen Porree
1 Knoblauchzehe
1 EL Olivenöl
450 ml Gemüsebrühe
frisch geriebene Muskatnuss
1/2 TL Kräutersalz
1 Lorbeerblatt
frisch gemahlener Pfeffer

1 Zwiebeln abziehen und in dünne Scheiben schneiden. Porree putzen, schräg in schmale Scheiben schneiden und gründlich waschen. Knoblauch abziehen und durch eine Knoblauchpresse drücken.

2 Öl erhitzen und Zwiebel und Knoblauch darin anbräunen. Porree dazugeben und mit der Brühe ablöschen. Muskatnuss, Kräutersalz und Lorbeerblatt dazugeben und das Ganze bei mittlerer Hitze ca. 7 Minuten dünsten.

3 Das Lorbeerblatt entfernen und die Suppe mit Pfeffer abschmecken.

Sellerie-Kartoffel-Suppe

die Wunderknollen

ABENDSUPPE
für 2 Portionen
dauert ca. 35 Minuten

1 kleiner Knollensellerie
2 Kartoffeln
1 Zwiebel
400 ml Gemüsebrühe
1 TL gehackter Liebstöckel
1 EL geschnittener Schnittlauch
frisch geriebene Muskatnuss
frisch gemahlener Pfeffer
1 TL Sesamöl geröstet

1 Sellerie putzen, schälen und raspeln. Das Selleriegrün waschen, klein schneiden und beiseitelegen.

2 Kartoffeln waschen, schälen und klein schneiden. Zwiebel abziehen und fein würfeln.

3 Sellerie, Kartoffeln, Zwiebel, Liebstöckel und Schnittlauch in der Brühe aufkochen und bei mittlerer Hitze ca. 20 Minuten garen. Anschließend fein pürieren. Mit Muskatnuss und Pfeffer würzen.

4 Die Suppe mit Selleriegrün garnieren und mit Öl beträufeln.

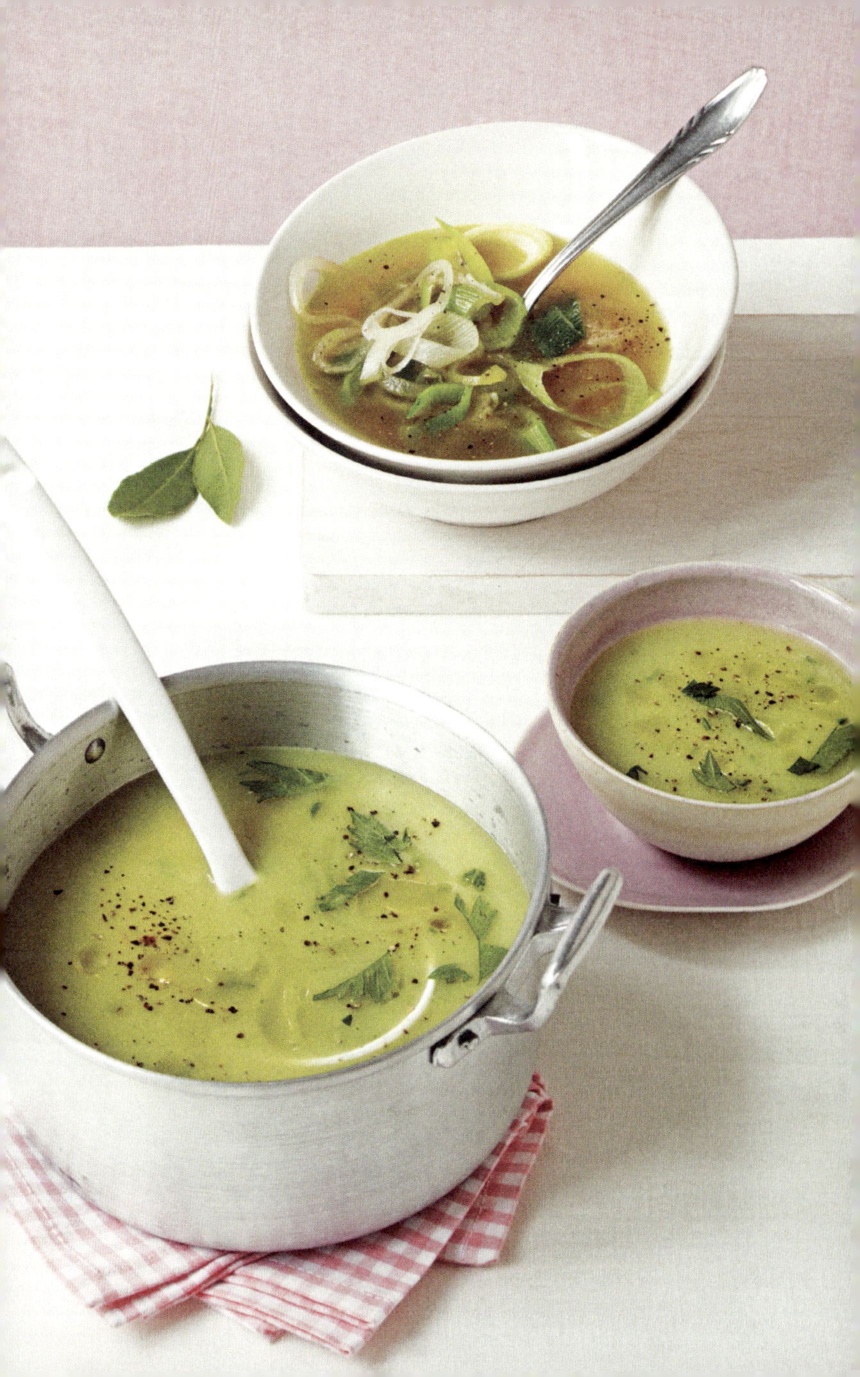

Phase 2 – Die Basenwoche

Standard-Entsäuerung für die zweite Woche

In der Basenwoche geht es weiter mit der Entsäuerung und der Gewichtsabnahme. Das saure Milieu im Bindegewebe soll weiterhin durch eine basenreiche Ernährung verändert werden. Dies ist natürlich nur möglich, wenn wir keine neuen säurehaltigen Lebensmittel zuführen. Dies entlastet den Körper und öffnet das Gewebe. Gleichzeitig muss die Säureausscheidung über die Nieren angeregt werden. Bei unserer Basenwoche erweitern wir also Ihren Speiseplan, führen jedoch keine Säurebildner zu. Dafür dürfen Sie alle basischen Lebensmittel essen. In dieser Woche steht eine rein pflanzliche Nahrung auf dem Programm. Denken Sie bitte auch an das Trinken von Wasser. Gesüßte Getränke sind nicht empfehlenswert.

Obstfrühstück mit Sojajoghurt

Das »Fett-weg«-Frühstück

FRÜHSTÜCK
für 2 Portionen
dauert ca. 7 Minuten

1 Apfel
2 Scheiben Ananas
2 Orangen
1 Banane
300 g Sojajoghurt
1 EL Mandelblättchen

1 Apfel waschen, vierteln, das Kerngehäuse entfernen und das Fruchtfleisch klein schneiden.

2 Von den Ananasscheiben die Schale abschneiden und dabei die »Augen« mitentfernen, den harten Strunk herausschneiden und das Fruchtfleisch in mundgerechte Stücke schneiden.

3 Orangen heiß abwaschen, mit einem scharfen Messer so schälen, dass die weiße Haut mit abgenommen wird, das Fruchtfleisch aus den Trennwänden lösen und jedes Segment halbieren. Banane schälen und in Scheiben schneiden.

4 Das Obst vermischen und auf zwei Teller verteilen. Sojajoghurt darübergeben. Mit den Mandelblättchen verzieren.

Flockenmüsli in vielen Varianten

Standard für den Alltag

1 Das frische Obst waschen, putzen, in mundgerechte Stücke schneiden und auf zwei Tellern anrichten. Je nach Geschmack und verfügbaren Zutaten eine der Müslivarianten für ein Frühstück zubereiten.

2 Für das Weizenmüsli die Walnusskerne hacken. Die Flocken mit den Walnüssen und den Rosinen vermengen und über das frische Obst geben. Reisdrink auf das Müsli gießen. Mit Zimt würzen.

3 Für das Hirsemüsli die Datteln und die Aprikosen in feine Würfel schneiden. Die Flocken mit den Trockenfrüchten zum frischen Obst geben. Sojajoghurt auf das Müsli geben.

4 Für das Hafermüsli die Haselnusskerne hacken. Die Flocken mit den Nüssen, Amaranth und den Sonnenblumenkernen auf das frische Obst geben. Haferdrink mit Vanille würzen und über das Müsli gießen.

5 Für das Roggenmüsli die Mandeln fein hacken. Die Flocken mit Mandeln, Cranberrys und Kokoschips auf das frische Obst geben. Mit Mandelmilch übergießen.

TIPP Sie können natürlich auch Ihre ganz persönliche Müslimischung zusammenstellen, sofern Sie sich an die angegebenen Mengen halten. Beim frischen Obst entscheiden Sie am besten nach aktueller Verfügbarkeit. So können Sie beispielsweise auch die Obstauswahl des nebenstehenden Rezepts wählen.

FRÜHSTÜCK
für 2 Portionen
dauert ca. 7 Minuten

ca. 300 g frisches Obst nach Wahl

Weizenmüsli Phase 2

10 Walnusskerne
4 EL Vollkornweizenflocken
2 EL Rosinen
1/4 l Reisdrink
2 Messerspitzen Zimtpulver

Hirsemüsli Phase 2

4 getrocknete Datteln
4 getrocknete Aprikosen
4 EL Hirseflocken
300 g Sojajoghurt

Hafermüsli Phase 2

14 Haselnusskerne
4 EL grobe Vollkornhaferflocken
4 EL gepoppter Amaranth
2 EL Sonnenblumenkerne
1/4 l Haferdrink
2 Messerspitzen gemahlene Vanille

Roggenmüsli Phase 2

10 Mandeln
4 EL Vollkornroggenflocken
2 EL Cranberrys
einige Kokoschips
1/4 l Mandelmilch

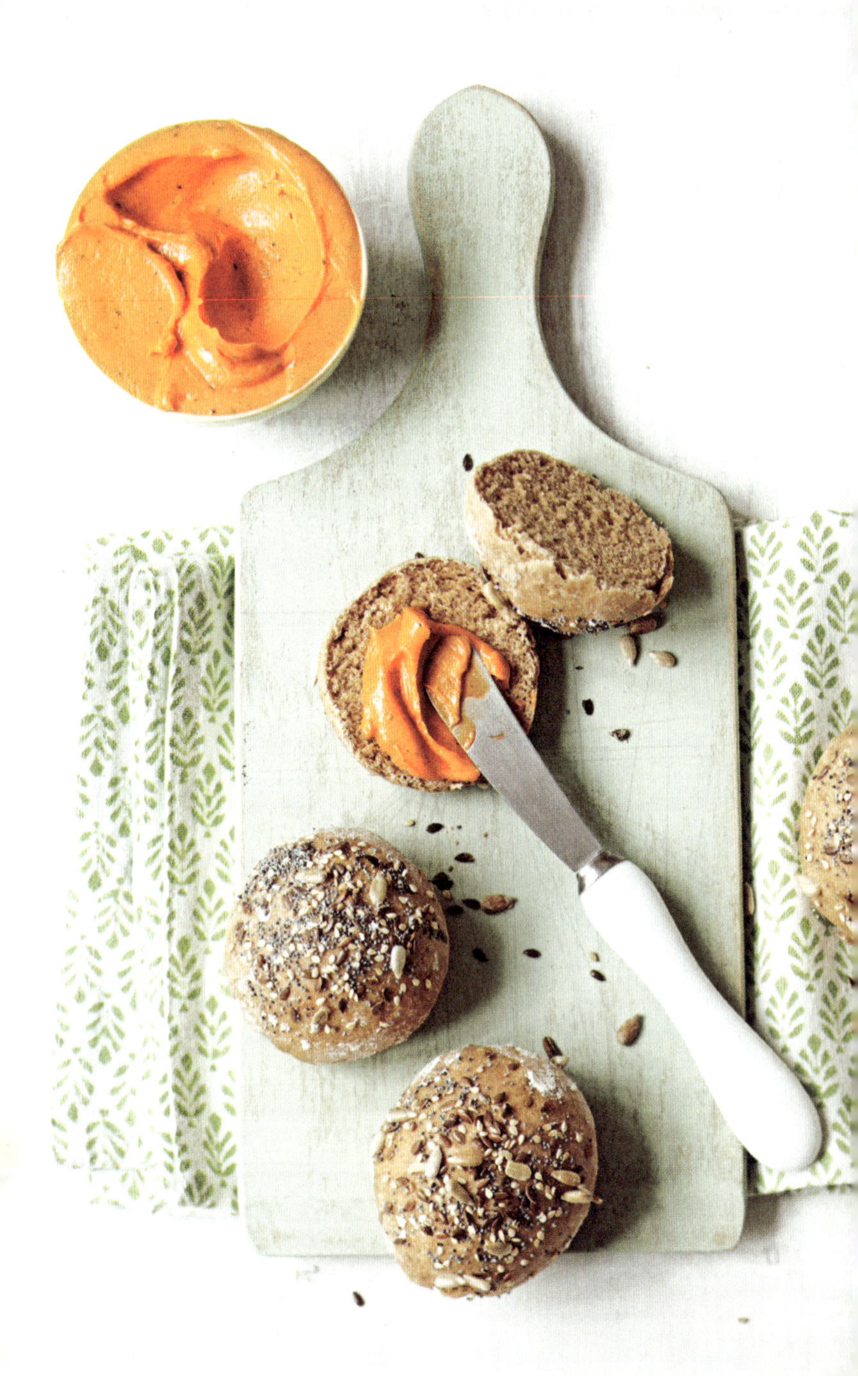

Fitmacher Dinkelbrot

der leckere Sattmacher

1 Hefe, Honig und Meersalz in 1/4 Liter lauwarmem Wasser auflösen. 10 Minuten quellen lassen. Mehl, Öl, Salz und Brotgewürz zufügen und alles verkneten. Teig 30 Minuten ruhen lassen.

2 Teig durchkneten. Kastenform fetten, Teig einfüllen und mit Wasser besprenkeln. Die Form auf die unterste Schiene in den kalten Backofen stellen und den Teig erneut 30 Minuten gehen lassen.

3 Backofen auf 200 °C (Umluft 180 °C, Gas Stufe 3–4) schalten und eine Schale Wasser hineinstellen. Das Brot ca. 45 Minuten backen, aus der Form nehmen und auf einem Gitter auskühlen lassen.

FRÜHSTÜCK

Ergibt 1 Kastenbrot von 30 cm Länge

dauert ca. 10 Minuten + 30 Minuten Ruhezeit + ca. 45 Minuten Backzeit

1 Würfel frische Hefe oder
1 Tütchen Trockenhefe
1 TL Honig, 1 Prise Meersalz
400 g Dinkel-Vollkornmehl
1 EL Olivenöl, 1 TL Kräutersalz
1 TL Brotgewürz (Kümmel, Fenchel, Koriander)

Außerdem

1 Kastenform à 30 cm Länge
Butter für die Form

Feine Dinkelbrötchen

aus bestem Getreide (Foto)

1 Hefe und Honig in 175 Milliliter lauwarmem Wasser auflösen. 10 Minuten quellen lassen. Mit Mehl, Öl, Salz und Brotgewürz verkneten. 30 Minuten ruhen lassen.

2 Backofen vorheizen auf 220 °C (Umluft 200 °C, Gas Stufe 4–5). Ein Backblech mit Backpapier belegen. Teig durchkneten. Brötchen formen, mit Wasser besprenkeln, mit den Saaten bestreuen und auf das Backblech setzen. Erneut ca. 15 Minuten gehen lassen.

3 Brötchen und eine Schale Wasser in den Backofen schieben. Nach 15 Minuten das Wasser entfernen. Brötchen in weiteren 10 bis 15 Minuten knusprig backen.

FRÜHSTÜCK

Ergibt ca. 7 Stück

dauert ca. 15 Minuten + 55 Minuten Ruhezeit + ca. 30 Minuten Backzeit

1/2 Würfel frische Hefe oder
1/2 Tütchen Trockenhefe
1 TL Honig | 1 TL Meersalz
300 g Dinkel-Vollkornmehl
1 EL Sonnenblumenöl
1/4 TL Brotgewürz (Kümmel, Fenchel, Koriander)
Leinsamen, Sesam, Sonnenblumenkerne, Mohn

Süße Brotaufstriche

aus getrockneten Früchten

FRÜHSTÜCK

Ergibt jeweils 1 Glas
dauert jeweils ca. 10 Minuten (ohne Einweichzeit)

Orangenaufstrich
200 g frische Orangen
je 50 g getrocknete Aprikosen und getrocknete Pflaumen
frischer Ingwer

Himbeer-Apfel-Aufstrich
100 g getrocknete Apfelringe
250 g frische Himbeeren
1 TL Honig
je 1 Messerspitze Vanille und Piment (Nelkenpfeffer)

Erdbeer-Aprikosen-Aufstrich
125 g getrocknete Aprikosen
300 g frische Erdbeeren
je 1 Messerspitze Vanille und Piment (Nelkenpfeffer)
2 TL Zitronensaft

1 Für den Orangenaufstrich Orangen heiß waschen und schälen. Orangenfruchtfleisch und Trockenfrüchte zerkleinern und pürieren. Ingwer schälen, reiben und unterheben.

2 Für den Himbeer-Apfel-Aufstrich die Apfelringe pürieren (siehe Tipp). Himbeeren waschen, zum Apfelpüree geben und erneut mixen. Mit Honig, Vanille und Piment würzen.

3 Für den Erdbeer-Aprikosen-Aufstrich Aprikosen pürieren. Erdbeeren waschen, putzen, zum Aprikosenmus geben und erneut mixen. Mit Vanille, Piment und Zitronensaft würzen.

TIPP Falls es zu hart ist, das Trockenobst vor dem Pürieren ca. 15 Minuten in heißem Wasser oder in warmem Obstsaft einweichen und etwas klein schneiden. Die Fruchtaufstriche halten sich im Kühlschrank ca. 1 Woche. Sie schmecken auch lecker zu Quark.

Obstsalat mit Nussdressing

sorgt für gute Laune

FRÜHSTÜCK

für 2 Portionen
dauert ca. 8 Minuten

ca. 500 g Obst, Zitronensaft
je 30 g gemahlene Haselnüsse und gemahlene Mandeln
1 EL Haselnussöl geröstet
Orangensaft, 1 EL Honig

1 Das frische Obst waschen, nach Bedarf putzen und klein schneiden. Etwas Zitronensaft darüber träufeln.

2 Nüsse und Mandeln mit Öl, etwas frisch gepresstem Orangensaft und Honig fein pürieren.

3 Obst in zwei Dessertschalen anrichten und das Nussdressing darübergeben.

Herzhafte Brotaufstriche

1 Für die Champignonbutter Zwiebel abziehen und fein würfeln. Champignons waschen, putzen und sehr klein schneiden. 1 Esslöffel Butter erhitzen und die Zwiebelwürfel darin glasig anschwitzen. Die Champignons zu den Zwiebeln geben und ca. 2 Minuten unter Rühren mitdünsten. Alles pürieren und erkalten lassen. Zitronensaft dazugeben. Die Masse mit der restlichen Butter mischen.

2 Für die Tomatenbutter Butter mit Tomatenmark vermengen. Mit Kräutersalz, Pfeffer und Muskatblüte würzen und kühl stellen.

3 Für den Kichererbsenaufstrich die Kichererbsen über Nacht in Wasser einweichen. Am nächsten Tag das Einweichwasser abgießen. Zwiebel abziehen und fein würfeln. Knoblauch abziehen und durch eine Knoblauchpresse drücken. Öl erhitzen und die Zwiebelwürfel mit dem Knoblauch darin glasig anschwitzen. Kichererbsen, Curry, Cumin und Kräutersalz dazugeben, kurz mitanschwitzen und mit der Brühe ablöschen. Aufkochen lassen und zugedeckt bei mittlerer Hitze ca. 1,5 Stunden garen. Überschüssige Brühe abgießen und die Kichererbsen pürieren. Tahin zur Kichererbsenmasse dazugeben und erneut durchmixen. Gürkchen in Stückchen schneiden und unterheben. Den Aufstrich kühl stellen.

TIPP Buttermischungen und frische Aufstriche im Kühlschrank aufbewahren und innerhalb weniger Tage verzehren.

der herzhafte Basenmix

FRÜHSTÜCK

Champignonbutter

1 Zwiebel
125 g frische Champignons
125 g Butter
Kräutersalz
1 TL Zitronensaft

Tomatenbutter
(Foto siehe Seite 156)

125 g Butter
1 EL Tomatenmark
Kräutersalz
frisch gemahlener Pfeffer
1 Messerspitze Macis (Muskatblüte)

Kichererbsenaufstrich

100 g Kichererbsen
1 Zwiebel
2 Knoblauchzehen
2 EL Olivenöl
je 1/2 TL Currypulver und Cumin (Kreuzkümmel)
1/2 TL Kräutersalz
300 ml Gemüsebrühe
100 g Tahin (Sesampaste mit Meersalz)
100 g eingelegte Gürkchen

Ofenkartoffeln mit Spargelsalat

kreativ, lecker, basisch (Foto)

MITTAGESSEN
für 2 Portionen
dauert ca. 65 Minuten

12 Stangen grüner Spargel
1 TL Butter, 1 EL Rohrzucker
4 EL Erbsen (Tiefkühlware)
1 reife Mango, geschält
1 Bund Frühlingszwiebeln
2 EL Gemüsemais
Saft von 1 Zitrone
Saft von 1 Orange
Kräutersalz, Pfeffer
2 EL frisch gehackter Kerbel
1 EL Sonnenblumenöl
1 EL Leinöl
400 g Kartoffeln
3 EL Olivenöl
Kräutersalz

1 Spargel waschen, putzen und in Wasser mit Butter und Zucker zugedeckt bei mittlerer Hitze in 10 bis 15 Minuten bissfest dünsten. In Stücke schneiden. Erbsen in Salzwasser blanchieren. Mangofruchtfleisch klein würfeln. Frühlingszwiebeln waschen, putzen und in Ringe schneiden. Mais abtropfen lassen. Alle Zutaten mischen.

2 Für das Dressing Zitrussäfte mit Salz, Pfeffer und Kerbel würzen und Sonnenblumen- und Leinöl einrühren. Über den Salat geben. 30 Minuten marinieren.

3 Backofen vorheizen auf 200 °C (Umluft 180 °C, Gas Stufe 3–4). Ein Backblech mit Backpapier auslegen. Kartoffeln waschen, schälen, halbieren. Mit dem Olivenöl übergießen, salzen und etwas schwenken. Auf das Backblech legen und ca. 20 Minuten backen. Warm zum Salat reichen.

Gefüllte Ofenkartoffeln

Lust auf basischen Genuss

MITTAGESSEN
für 2 Portionen
dauert ca. 40 Minuten

2 große Kartoffeln
2 Tomaten, 1 kleine Zucchini
1 gelbe Paprikaschote
1 EL Olivenöl
1 TL getrocknete Kräuter der Provence (Oregano, Majoran, Thymian, Rosmarin)
75 g Reis- oder Sojasahne
Kräutersalz, Pfeffer
2 EL frische gehackte Kräuter

1 Kartoffeln und Gemüse waschen. Kartoffeln in Salzwasser in ca. 20 Minuten gar kochen.

2 Tomaten häuten, entkernen und würfeln. Zucchini und Paprikaschote putzen und klein würfeln. Öl erhitzen und die Gemüsewürfel mit den getrockneten Kräutern darin 3 Minuten anschwitzen, nach Bedarf etwas Wasser zugießen. Sahne unterrühren, salzen und pfeffern.

3 Die gegarten Kartoffeln etwas aushöhlen und mit der Gemüsemischung füllen. Mit dem restlichen Gemüse auf zwei Tellern anrichten. Mit frischen Kräutern bestreuen.

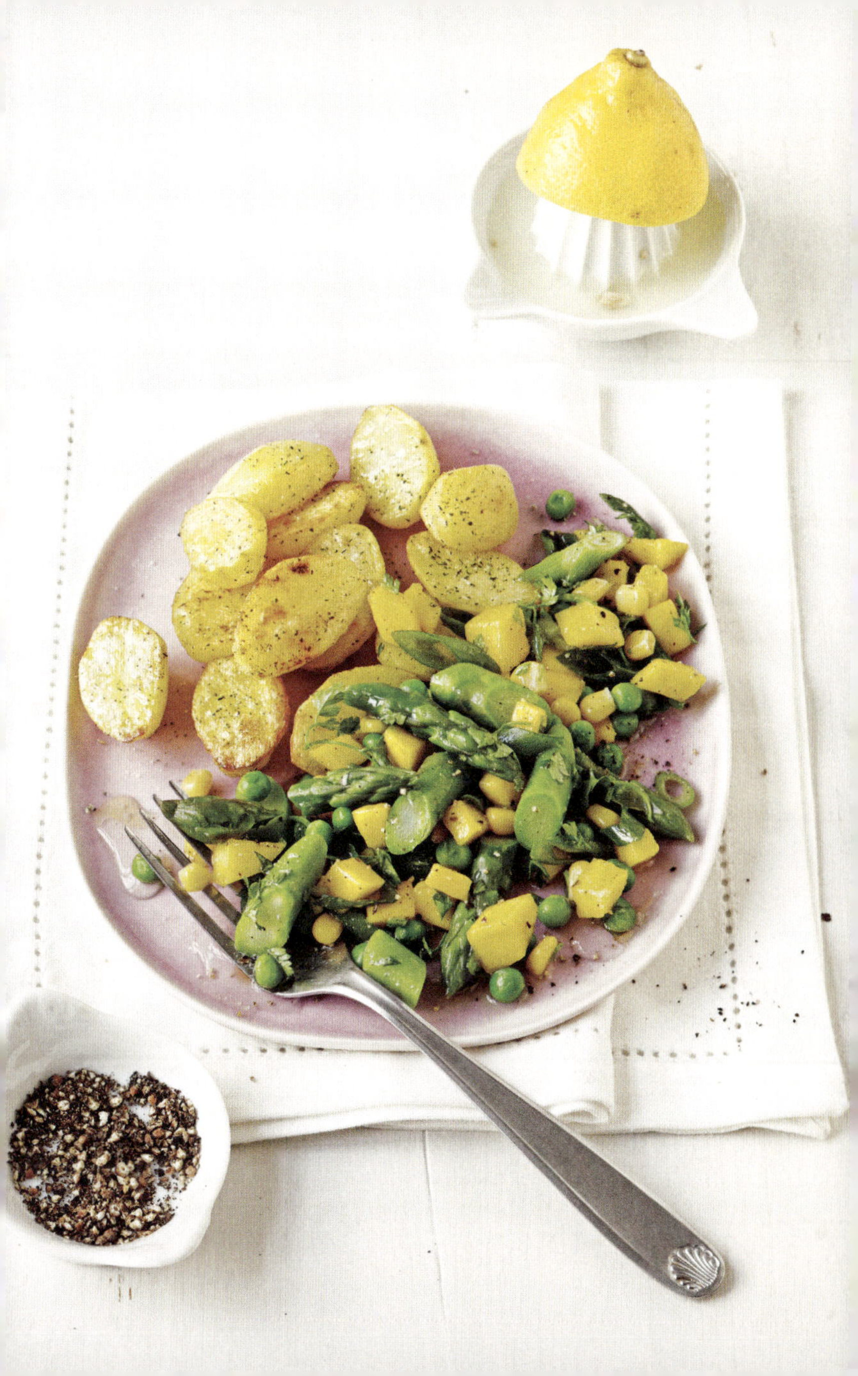

Schlanker Kartoffelsalat

einfach, aber raffiniert

MITTAGESSEN
für 2 Portionen
dauert ca. 50 Minuten (inkl. Ruhe- und Abkühlzeit)

500 g kleine, festkochende Kartoffeln
1 kleine Zwiebel
8 Radieschen
6 große saure Gurken
4 EL Gemüsebrühe
2 EL Zitronensaft
2 EL gehackter Schnittlauch
Kräutersalz
frisch gemahlener Pfeffer
2 EL Radieschensprossen

1 Kartoffeln waschen und in Wasser 15 bis 20 Minuten kochen. Noch heiß pellen, in Scheiben schneiden und leicht abkühlen lassen. Die Kartoffelscheiben sollen noch lauwarm sein, wenn das Dressing dazukommt.

2 Zwiebel abziehen und fein würfeln. Radieschen waschen, putzen und in schmale Scheiben schneiden. Saure Gurken quer in schmale Scheiben schneiden.

3 Brühe leicht erwärmen und mit Zitronensaft, Schnittlauch, Salz und Pfeffer verquirlen. Alle Salatzutaten vermengen und das Dressing darübergeben. Den Salat 10 Minuten durchziehen lassen.

4 Sprossen abspülen und auf den Salat geben.

Curryhirse mit Romanesco

Energie in jedem Bissen

MITTAGESSEN
für 2 Portionen
dauert ca. 25 Minuten

200 g Hirse, 1 Zwiebel
1 EL Sonnenblumenöl
1/4 TL Kurkuma
1/2 TL Currypulver
600 ml Gemüsebrühe
1/2 kleiner Romanesco oder Blumenkohl
3 EL Sesamöl geröstet
Saft von 1 Zitrone
Kräutersalz
frisch gemahlener Pfeffer

1 Hirse heiß abspülen. Zwiebel abziehen, fein würfeln und in Sonnenblumenöl anschwitzen. Kurkuma, Currypulver und Hirse dazugeben und kurz anbraten. 400 Milliliter Brühe zufügen, aufkochen lassen und zugedeckt bei mittlerer Hitze ca. 20 Minuten garen.

2 Romanesco putzen, in Röschen brechen und waschen. Restliche Brühe aufkochen und die Röschen darin in ca. 10 Minuten bissfest garen.

3 Sesamöl erwärmen. Zitronensaft in dem Öl kräftig verschlagen, salzen und pfeffern. Hirse mit Romanesco anrichten und die Zitronensauce darübergießen.

Gefüllte Paprika mit Quinoa

einzigartig basisch

1 Quinoa heiß abspülen und abtropfen lassen. Zwiebel abziehen, fein würfeln und in Sonnenblumenöl glasig anschwitzen. Quinoa zufügen und kurz anbraten. Mit 450 Milliliter Brühe ablöschen und zugedeckt bei mittlerer Hitze 20 Minuten garen.

2 Gemüse waschen. Von den grünen Paprikaschoten jeweils einen Deckel abschneiden und die Kerne entfernen. In der restlichen Brühe die Deckel 5 Minuten und die Schoten 8 Minuten dünsten. Brühe abgießen.

3 Rote Paprikaschote und Zucchini putzen, klein würfeln, in Olivenöl anbraten und würzen. Mit Quinoa vermischen und in die Schoten füllen. Deckel aufsetzen.

MITTAGESSEN
für 2 Portionen
dauert ca. 30 Minuten
150 g Quinoa
1 Zwiebel
1 EL Sonnenblumenöl
700 ml Gemüsebrühe
2 grüne Paprikaschoten
1 rote Paprikaschote
1 kleine Zucchini
2 EL Olivenöl
Kräutersalz
frisch gemahlener Pfeffer
½ TL scharfes Paprikapulver

Gefüllte Zucchini mit Safranreis

unwiderstehlich gut

1 Reis und Safran in ¼ Liter Brühe zugedeckt bei mittlerer Hitze ca. 25 Minuten garen. Salzen.

2 Gemüse waschen. Zucchini längs halbieren und aushöhlen. In ¼ Liter Brühe ca. 5 Minuten bissfest dünsten.

3 Restliche Brühe aufkochen und Möhrenscheiben und ausgehöhltes Zucchinifruchtfleisch darin ca. 8 Minuten dünsten. Brühe abgießen und auffangen, das Gemüse mit Sojasahne (oder 1 Esslöffel Möhrenbrühe) fein pürieren. Möhrensauce aufkochen lassen und leicht pfeffern.

4 Safranreis in die Zucchinihälften füllen und die Möhrensauce dazu reichen. Mit Kräutern bestreuen.

MITTAGESSEN
für 2 Portionen
dauert ca. 35 Minuten
100 g Vollkornreis
einige Fäden Safran
700 ml Gemüsebrühe
Kräutersalz
2 Zucchini (à 150 g)
300 g Möhren, in Scheiben
evtl. 1 EL Sojasahne
frisch gemahlener Pfeffer
2 EL gehackter Kerbel oder Schnittlauch

Spaghetti mit Gemüse

der italienische Schlankmacher (Foto)

MITTAGESSEN
für 2 Portionen
dauert ca. 25 Minuten

200 g Vollkornspaghetti
1 Aubergine
1 große Zucchini
1 Zwiebel
1 Knoblauchzehe
2 EL Olivenöl
150 ml Gemüsebrühe
2 große Fleischtomaten
Kräutersalz, Pfeffer
½ TL gerebelter Oregano
einige Blättchen Basilikum

1 Nudeln in Salzwasser in ca. 12 Minuten bissfest garen. Aubergine und Zucchini waschen, putzen und würfeln. Zwiebel und Knoblauch abziehen, fein würfeln.

2 Öl erhitzen und die Zwiebel und den Knoblauch darin anschwitzen. Gemüsewürfel zufügen und kurz mitbraten. Mit der Brühe ablöschen und zugedeckt ca. 5 Minuten dünsten. Tomaten in kochendes Wasser tauchen, häuten und würfeln. Zum Gemüse geben und 3 Minuten mitdünsten. Mit Salz, Pfeffer und Oregano würzen.

3 Spaghetti abgießen und auf zwei Teller verteilen. Zucchini-Auberginen-Gemüse daraufgeben und mit Basilikumblättchen garnieren.

Gemüseteller mit Bratkartoffeln

basisch am Abend

ABENDESSEN
für 2 Portionen
dauert ca. 30 Minuten

400 g Kartoffeln
3 EL Sesamöl geröstet
Kräutersalz
1 TL Kümmelsamen
1 kleine Staude Brokkoli
¼ Blumenkohl
2 Möhren
250 ml Gemüsebrühe
frisch geriebener Pfeffer

1 Kartoffeln waschen und in ca. 20 Minuten garen. Noch warm pellen und in 0,5 Zentimeter dicke Scheiben schneiden. Öl erhitzen und die Kartoffelscheiben darin beidseitig anbraten. Mit Salz und Kümmel würzen.

2 Inzwischen Brokkoli und Blumenkohl putzen, in kleine Röschen brechen und waschen. Möhren waschen, schälen, quer in dünne Scheiben schneiden. Brühe erhitzen und das Gemüse darin zugedeckt bei mittlerer Hitze in ca. 10 Minuten bissfest garen. Brühe abgießen.

3 Gemüse und Bratkartoffeln auf Tellern verteilen. Die helle Sauce von Seite 201 passt gut dazu.

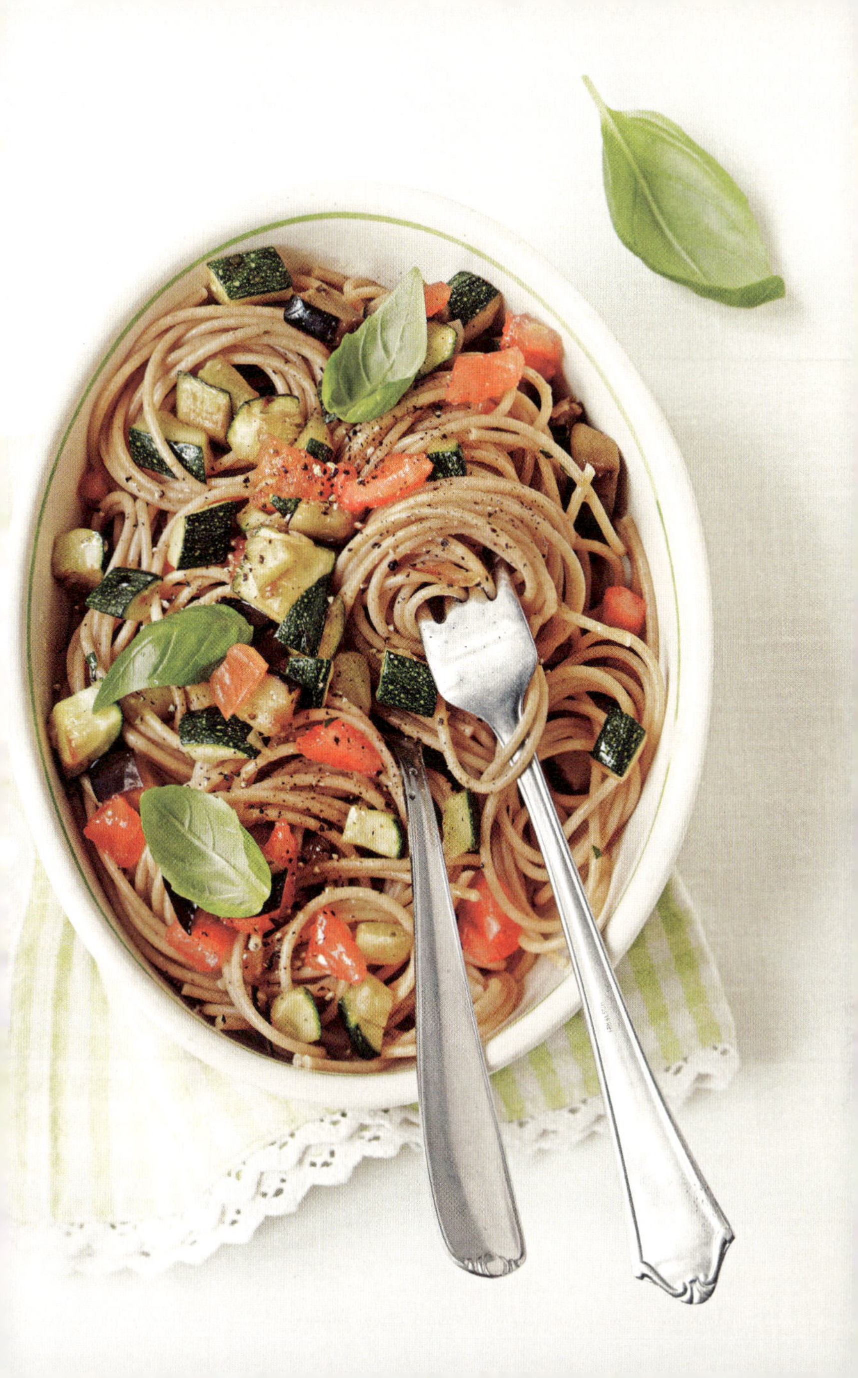

Kartoffelgulasch mit Tomaten

sorgt für lange Sättigung

ABENDESSEN
für 2 Portionen
dauert ca. 30 Minuten

1 Zwiebel
1 Stange Staudensellerie
4 Möhren
1 EL Olivenöl
300 ml Gemüsebrühe
1 TL Majoran
½ TL Pfeffer, 2 TL Kräutersalz
500 g gehäutete Tomaten
2 EL Sojasauce
½ TL edelsüßes Paprikapulver
½ TL Currypulver
300 g Kartoffeln
100 g grüne Bohnen
1 rote Paprikaschote
1 kleine Stange Porree

1 Zwiebel abziehen und würfeln. Sellerie putzen und quer in Streifen schneiden. Möhren schälen und klein schneiden. Öl erhitzen und darin Zwiebel, Sellerie und ein Viertel der Möhren anschwitzen. Mit 200 Milliliter Brühe ablöschen, mit Majoran, Pfeffer und Salz würzen. Ca. 8 Minuten dünsten. Tomaten grob würfeln und mit Sojasauce, Paprika- und Currypulver zufügen. Fein pürieren.

2 Kartoffeln waschen, schälen und klein schneiden. Das restliche Gemüse waschen und putzen, Bohnen in mundgerechte Stücke, Paprikaschote in kleine Stücke und Porree in schmale Ringe schneiden. Restliche Brühe aufkochen und darin Kartoffel-, Bohnen-, Paprika- und restliche Möhrenstücke zugedeckt bei mittlerer Hitze ca. 8 Minuten dünsten. Porree zugeben und für weitere 5 Minuten mitgaren. Das Kartoffelgemüse unter das Tomatenpüree heben.

Kartoffel-Möhren-Topf

der bunte Basentopf

ABENDESSEN
für 2 Portionen
dauert ca. 30 Minuten

400 g Kartoffeln
200 g Möhren, 1 Kohlrabi
1 Zwiebel, 1 EL Olivenöl
400 ml Gemüsebrühe
Kräutersalz
frisch gemahlener Pfeffer
frisch geriebene Muskatnuss
2 EL gehackte Petersilie

1 Kartoffeln waschen, schälen und klein schneiden. Möhren und Kohlrabi waschen, putzen und grob raspeln. Zwiebel abziehen und fein würfeln.

2 Öl erhitzen und die Zwiebelwürfel darin glasig anschwitzen. Kartoffelwürfel und Gemüseraspel dazugeben und kurz mit anschmoren. Brühe angießen, aufkochen und alles zugedeckt bei mittlerer Hitze ca. 15 Minuten garen. Mit Salz, Pfeffer und Muskatnuss würzen. Mit der Petersilie bestreuen.

Mais-Kartoffel-Pfanne

so richtig zum Schlemmen

1 Kartoffeln in der Schale in kochendem Wasser ca. 20 Minuten garen, pellen und abkühlen lassen. Auf einer Reibe grob raspeln und salzen.

2 Paprikaschote waschen, putzen und klein würfeln. Mais abtropfen lassen. Kartoffelraspel, Paprikawürfel, Mais und Kräuter vermengen. Pikant würzen.

3 1 Esslöffel Öl erhitzen, den Kartoffelteig hineingeben, etwas flach drücken und bei geringer Hitze ca. 12 Minuten backen, bis die Unterseite goldbraun ist. Kartoffelfladen wenden und im restlichen Öl erneut ca. 12 Minuten backen. Halbieren, auf zwei Teller verteilen und servieren.

ABENDESSEN
für 2 Portionen
dauert ca. 50 Minuten
400 g mehlig kochende Kartoffeln
Kräutersalz
1 kleine rote Paprikaschote
150 g Gemüsemais (Glas)
3 EL gehackte Kräuter (Petersilie, Schnittlauch)
je 1 Messerspitze Paprikapulver edelsüß, Chilipulver und Cayennepfeffer
frisch gemahlener Pfeffer
2 EL Olivenöl

Paprika-Bulgur-Pfanne

die leckere Basenpfanne

1 Brühe aufkochen, Bulgur einstreuen und zugedeckt bei mittlerer Hitze ca. 15 Minuten garen.

2 Zwiebeln abziehen und fein würfeln. Paprikaschoten waschen, putzen und in mundgerechte Stücke schneiden. Chilischote putzen und quer in schmale Streifen schneiden. Tofu würfeln.

3 Öl erhitzen und die Zwiebelwürfel darin anschwitzen. Paprika-, Chili- und Tofustücke dazugeben, kurz anbraten und bei schwacher Hitze ca. 10 Minuten garen.

4 Gemüse, Mais und Bulgur mischen. Mit Sojasauce, Paprikapulver und Salz würzen. Tomatenmark mit Sojasahne verrühren und über dem Gericht zerlaufen lassen.

ABENDESSEN
für 2 Portionen
dauert ca. 30 Minuten
400 ml Gemüsebrühe
200 g Bulgur
2 Gemüsezwiebeln
3 Paprikaschoten (grün/rot)
1 rote Chilischote
200 g Räuchertofu
2 EL Olivenöl
2 EL Mais, 1 TL Sojasauce
scharfes Paprikapulver
Kräutersalz
2 EL Tomatenmark
2 EL Sojasahne

Zucchini-Reis-Pfanne

gute Fatburner-Kombination (Foto)

ABENDESSEN
für 2 Portionen
dauert ca. 30 Minuten
500 ml Gemüsebrühe
150 g Basmatireis
1 große oder 2 mittelgroße Zucchini
200 g Champignons
1 Zwiebel
1 EL Olivenöl
1 TL Kräuter der Provence (Thymian, Rosmarin, Oregano, Majoran)
Kräutersalz

1 350 Milliliter Brühe aufkochen und den Reis darin zugedeckt bei mittlerer Hitze in ca. 25 Minuten garen.

2 Zucchini waschen, putzen, in Stücke schneiden und in der restlichen Brühe ca. 7 Minuten dünsten. Den Sud abgießen.

3 Champignons putzen und in schmale Scheiben schneiden. Zwiebel abziehen. Öl erhitzen und die Zwiebelwürfel darin glasig anschwitzen. Champignons und Kräuter dazugeben und braten, bis die Pilze gar sind.

4 Zucchini und Reis untermischen. Mit Salz würzen.

Nudel-Sauerkraut-Auflauf

ein köstlicher Fitmacher

ABENDESSEN
für 2 Portionen
dauert ca. 35 Minuten (inkl. Backzeit)
Butter für die Form
250 g Hartweizennudeln ohne Ei
250 g Sauerkraut
1 Apfel
1 Zwiebel
2 EL Olivenöl
Kräutersalz
1 EL Agaven- oder Apfeldicksaft
100 ml Gemüsebrühe
2 EL Sojasahne

1 Eine Auflaufform mit Butter ausfetten. Nudeln in Salzwasser in ca. 15 Minuten bissfest garen. Abgießen und in die Auflaufform füllen. Backofen vorheizen auf 200 °C (Umluft 180 °C, Gas Stufe 3–4).

2 Das Kraut heiß abspülen und abtropfen lassen. Apfel schälen, das Kerngehäuse entfernen und das Fruchtfleisch klein schneiden. Zwiebel abziehen und würfeln.

3 Öl erhitzen und die Zwiebelwürfel darin glasig anschwitzen. Apfelstücke und Sauerkraut zufügen. Mit Salz und Dicksaft würzen und kurz mitbraten. Mit Brühe ablöschen und zugedeckt bei mittlerer Hitze ca. 5 Minuten dünsten. Sojasahne untermischen. Die Masse auf die Nudeln geben. Den Auflauf ca. 10 Minuten backen.

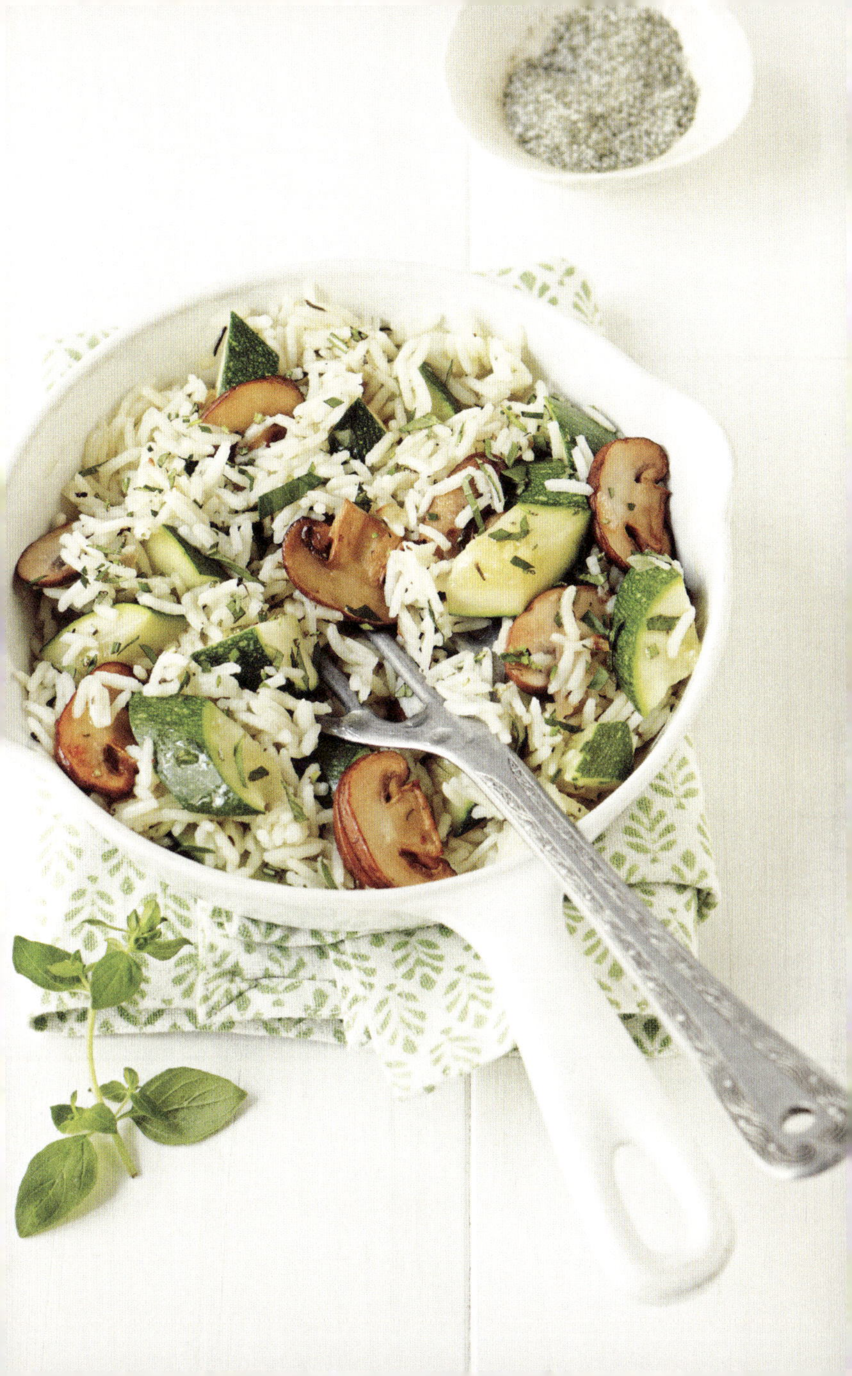

Phase 3 – Die 70/30-Regel

Ab der dritten Woche hat Basisch Vorfahrt

Die Säuren-Basen-Diät führen Sie mindestens zwei Wochen durch und integrieren sie danach in Ihren Alltag. In dieser Phase bereichern etwas Geflügel, Fisch oder Fleisch den Speiseplan. So können Sie etwa die Dinkelpizza von Seite 198 mit etwas Thunfisch oder Geflügelsalami belegen. Auch Magerquark, Magerjoghurt und Käse kommen in geringen Mengen wieder zum Einsatz. Generell gilt hier, dass 70 Prozent basenbildende und neutrale Lebensmittel und maximal 30 Prozent säurebildende Lebensmittel auf den Teller kommen. So werden Sie schlank statt sauer. Diese dritte Phase des Programms bezeichnen wir auch als »Wohlfühl-Entsäuerung«, denn mit dieser Ernährungsform fühlt man sich sehr wohl.

Dinkel-Kartoffel-Brot

das basische Königsbrot

FRÜHSTÜCK

Ergibt 1 Brotlaib

dauert ca. 10 Minuten + ca. 60 Minuten Ruhezeit + ca. 60 Minuten Backzeit

½ Würfel Hefe
1 Prise Zucker
200 g rohe Kartoffeln, geschält
550 g Dinkel-Vollkornmehl
1½ TL Meersalz
½ TL Brotgewürz (Kümmel, Fenchel, Koriander)

Außerdem

1 Kastenform von 30 cm Länge
Butter für die Form

1 Hefe und Zucker in 300 Milliliter lauwarmem Wasser auflösen und 10 Minuten quellen lassen.

2 Die Kartoffeln reiben. 500 Gramm Mehl, Salz, Brotgewürz und Kartoffelmasse miteinander verrühren und dabei nach und nach das Hefe-Zucker-Wasser einarbeiten. Den Teig an einem warmen Ort ca. 1 Stunde ruhen lassen, bis er sich verdoppelt hat.

3 Den Backofen vorheizen auf 200 °C (Umluft 180 °C, Gas Stufe 3–4). Die Kastenform fetten.

4 Den Teig durchkneten und nach Bedarf das restliche Mehl zugeben. In die Kastenform füllen. Eine Schale mit Wasser auf den Backofenboden stellen und das Brot auf der mittleren Schiene 50 bis 60 Minuten backen. Aus der Form nehmen. Auf einem Kuchengitter auskühlen lassen.

Möhrenaufstrich

es muss nicht immer Käse sein

1 Möhren waschen, schälen und klein würfeln. Zwiebel abziehen und fein würfeln. Knoblauch abziehen und durch eine Knoblauchpresse drücken.

2 In einer Pfanne 20 Gramm Butter erhitzen und Möhren- und Zwiebelwürfel darin anschwitzen. Knoblauch, Kräutersalz, Gemüsebrühepulver (keine Flüssigkeit!), Thymian und Oregano unterrühren. Tomatenmark und die restliche Butter dazugeben. Fein pürieren.

TIPP Als Aufstrich auf Dinkelbrot, Dip oder – unter pürierte Tomaten gemischt – auch als warme Nudelsauce verwenden.

FRÜHSTÜCK

Ergibt 1 kleines Glas

dauert ca. 8 Minuten

125 g Möhren
1 kleine Zwiebel
1 kleine Knoblauchzehe
50 g Butter
½ TL Kräutersalz
½ TL Gemüsebrühepulver (siehe Seite 143)
½ TL Thymian
½ TL Oregano
50 g Tomatenmark

Grünkernaufstrich

es muss nicht immer Wurst sein

1 Zwiebel abziehen und fein würfeln. Öl erhitzen und die Zwiebelwürfel darin anschwitzen, mit Brühe ablöschen und den Grünkern einrühren. Aufkochen lassen, Lorbeerblatt einlegen und alles bei schwacher Hitze ca. 10 Minuten köcheln lassen. Lorbeerblatt entfernen.

2 Den Brei mit Kräutersalz und allen Kräutern würzen. Öl (oder Butter) und Haselnüsse einrühren.

3 Den Aufstrich mindestens 3 Stunden im Kühlschrank ziehen lassen.

INFO Schabzigerklee, auch Brotklee genannt, erinnert in Geruch und Geschmack an Liebstöckel.

FRÜHSTÜCK

Ergibt 1 kleines Glas

dauert ca. 15 Minuten + ca. 3 Stunden Ruhezeit

1 Zwiebel, 1 EL Olivenöl
80 ml Gemüsebrühe
30 g gemahlener Grünkern
¼ Lorbeerblatt
1 TL Kräutersalz
je 1 TL gehackte Petersilie und Schnittlauch
je ½ TL Majoran und Schabzigerklee
3 EL Haselnussöl geröstet oder 20 g Butter
25 g gemahlene Haselnüsse

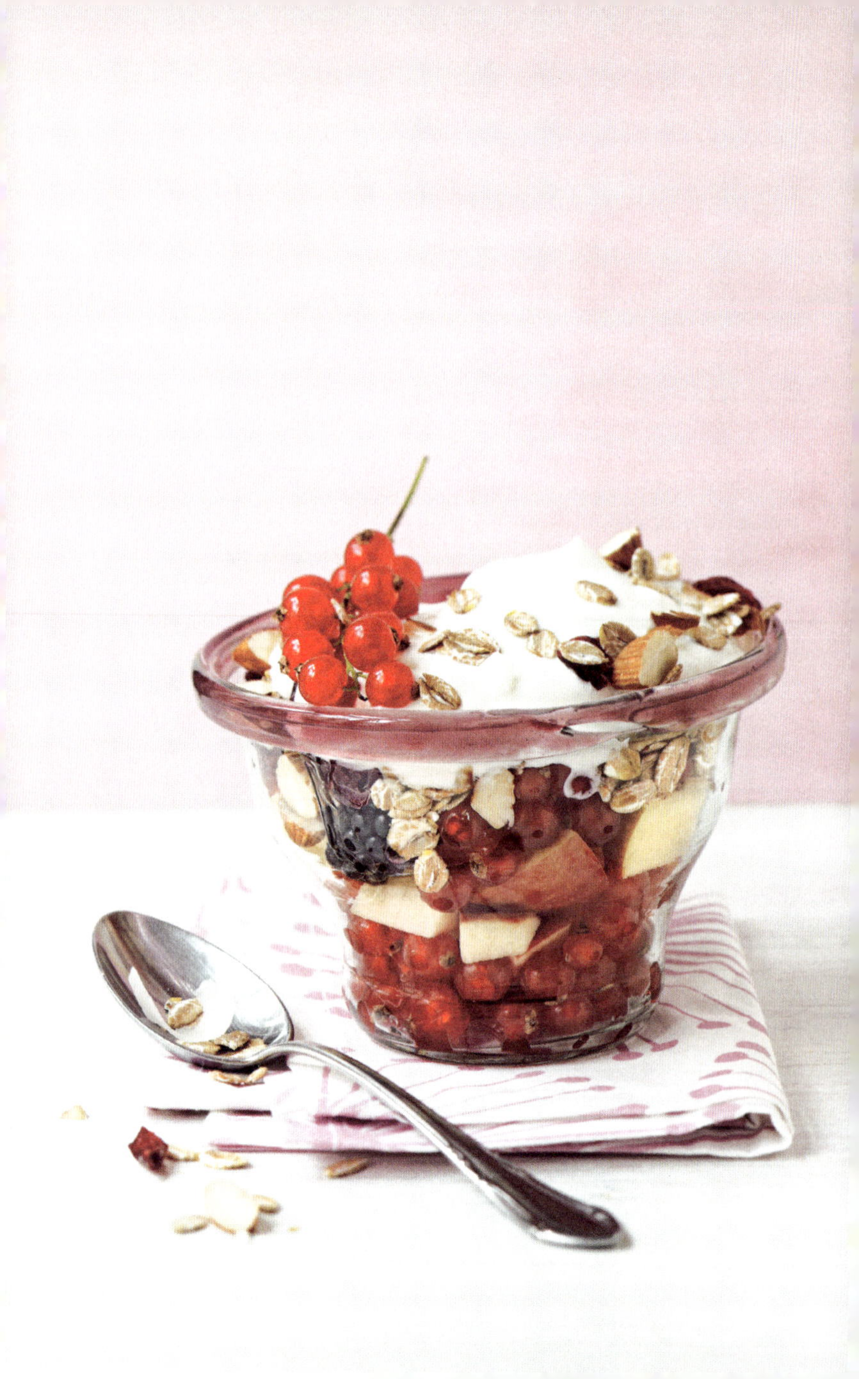

Basismüsli zum Sattwerden

in allen Varianten

1 Das frische Obst waschen, putzen, in mundgerechte Stücke schneiden und auf zwei Tellern anrichten. Je nach Geschmack und verfügbaren Zutaten eine der Müslivarianten für ein Frühstück zubereiten.

2 Für das Weizenmüsli die Walnusskerne hacken. Die Flocken mit den Walnusskernen und den Rosinen vermengen und auf das frische Obst geben. Joghurt und Agavendicksaft verrühren und über das Müsli geben.

3 Für das Hirsemüsli Datteln und Aprikosen in kleine Stücke schneiden. Die Flocken und die Trockenfrüchte auf das frische Obst geben. Quark und Sojasahne verrühren und über das Müsli geben.

4 Für das Hafermüsli die Haselnusskerne hacken. Die Flocken mit den Nüssen, Amaranth und den Sonnenblumenkernen auf das frische Obst geben. Joghurt und Vanillezucker verrühren und über das Müsli geben.

5 Für das Roggenmüsli die Mandeln hacken. Flocken, Mandeln, Cranberrys und Kokoschips auf das frische Obst geben. Quark mit Joghurt und Honig verrühren und über das Müsli geben.

TIPP Wählen Sie das Obst je nach saisonalem Angebot und bevorzugen Sie Bio-Ware aus Ihrer Region. Sie können einzelne Obstarten beliebig miteinander kombinieren. Gut zusammen schmecken beispielsweise Äpfel, Ananas, Orangen und Bananen. Oder Himbeeren mit Johannisbeeren.

FRÜHSTÜCK

für 2 Portionen

dauert ca. 7 Minuten

ca. 300 g frisches Obst nach Wahl

Weizenmüsli Phase 3

10 Walnusskerne
4 EL Vollkornweizenflocken
2 EL Rosinen
300 g fettarmer Naturjoghurt
1 EL Agavendicksaft

Hirsemüsli Phase 3

4 getrocknete Datteln
4 getrocknete Aprikosen
4 EL Hirseflocken
250 g Magerquark
50 ml Sojasahne

Hafermüsli Phase 3

14 Haselnusskerne
4 EL grobe Vollkornhaferflocken
4 EL gepoppter Amaranth
2 EL Sonnenblumenkerne
300 g fettarmer Naturjoghurt
1 TL Bourbon-Vanillezucker

Roggenmüsli Phase 3

10 Mandeln
4 EL Vollkornroggenflocken
2 EL Cranberrys
einige Kokoschips
200 g Magerquark
100 g fettarmer Naturjoghurt
1 EL Akazienhonig

Frühstücks-Dinkelbrei

gut genährt den Tag beginnen

FRÜHSTÜCK
für 2 Portionen
dauert ca. 10 Minuten

400 ml Soja-, Hafer-, oder Reisdrink
3–4 EL Dinkelgrieß
15 Rosinen oder Sultaninen
1 TL Butter oder 1 EL Sojasahne
1 Messerspitze Ingwerpulver
1 Messerspitze Zimtpulver
2 kleine Bananen

1 Den Drink in einen Topf geben und mit Dinkelgrieß und Rosinen unter Rühren aufkochen lassen. Butter oder Sojasahne sowie die Gewürze dazugeben und den Brei erneut kurz aufkochen lassen. Bei schwacher Hitze ca. 5 Minuten zugedeckt quellen lassen.

2 Bananen schälen und in Scheiben schneiden.

3 Den Dinkelbrei auf zwei tiefe Teller verteilen und mit den Bananenscheiben verzieren.

INFO Bananen sind ideale Magnesiumquellen, die jedes Müsli und jeden Brei bereichern.

Beerenteller mit Vanillequark

Vitalstoffe löffelweise

FRÜHSTÜCK
für 2 Portionen
dauert ca. 10 Minuten

250 g Erdbeeren
150 g Himbeeren
150 g Blaubeeren
3 EL Leinöl
2 EL Sojasahne oder Sojadrink
1 TL Honig oder Agavendicksaft
200 g Magerquark
½ TL gemahlene Vanille

1 Beeren waschen und putzen; Erdbeeren eventuell in mundgerechte Stücke schneiden.

2 Leinöl mit Sojasahne bzw. Sojadrink und Honig bzw. Agavendicksaft in einem Mixer vermischen, dabei nach und nach den Quark dazugeben.

3 Die Creme mit Vanille würzen und zu den Beerenfrüchten reichen.

TIPP Nach Belieben die Quark-Leinöl-Creme anstatt mit Vanille auch mit Lebkuchengewürz oder Zimtpulver würzen.

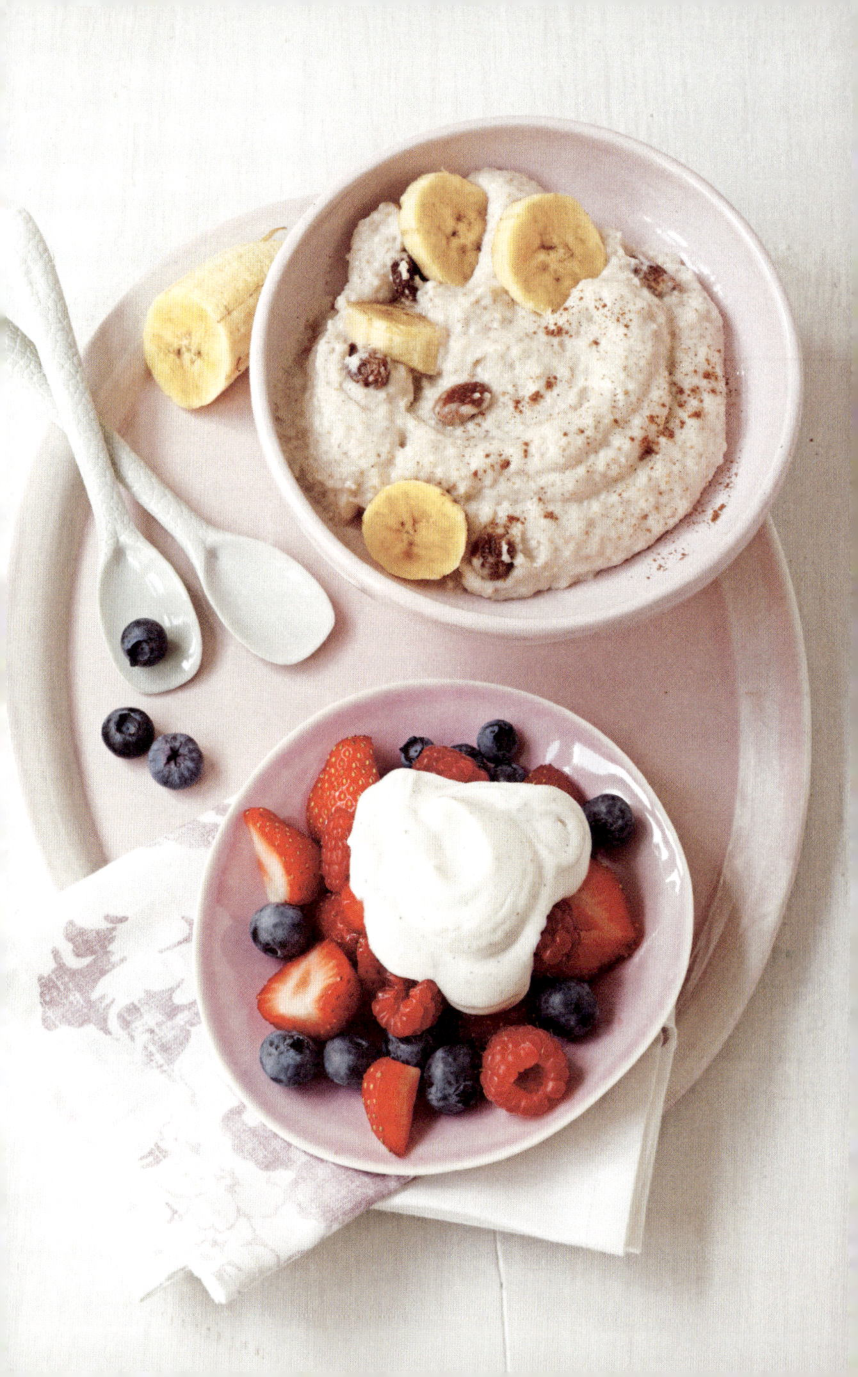

Lauwarmer Gemüsesalat

feiner Energiespender

MITTAGESSEN
für 2 Portionen
dauert ca. 20 Minuten + ca. 15 Minuten Ruhezeit

- 1/4 Blumenkohl
- 1 kleine Staude Brokkoli
- 2 Möhren, 1 Fenchelknolle
- 2 Stangen Staudensellerie
- 1/4 l Gemüsebrühe
- 2 EL Silberzwiebeln
- 3 Gewürzgurken
- Saft von 1 Zitrone
- 1/2 TL Kräutersalz
- 1 TL Akazienhonig
- 3 EL Haselnussöl geröstet

1 Blumenkohl und Brokkoli putzen, in Röschen teilen und waschen. Möhren waschen, schälen und fein würfeln. Fenchel und Staudensellerie putzen und beides quer in feine Streifen schneiden.

2 Brühe aufkochen und das Gemüse darin zugedeckt bei mittlerer Hitze in ca. 9 Minuten knackig garen. Abtropfen lassen und in eine Schüssel geben. Silberzwiebeln abtropfen lassen. Gewürzgurken quer in schmale Scheiben schneiden. Beides zum Gemüse geben.

3 Für das Dressing Zitronensaft, Salz, Honig und Öl verrühren. Unter das Gemüse mischen, den Salat ca. 15 Minuten ziehen lassen und lauwarm servieren.

Wirsingsalat mit Linsen

ein herzhafter Genuss

MITTAGESSEN
für 2 Personen
dauert ca. 50 Minuten + mind. 30 Minuten Ruhezeit

- 50 g braune Linsen
- 100 ml Gemüsebrühe
- 1/2 kleiner Wirsing
- 1/2 Bund Frühlingszwiebeln
- 1 rote Paprikaschote
- 1 Knoblauchzehe
- 150 g fettarmer Naturjoghurt
- 1 EL Essig, 2 EL Gemüsebrühe
- Kräutersalz, Pfeffer
- 2 EL gehackte Petersilie

1 Linsen waschen, verlesen und in der Brühe bei mittlerer Hitze zugedeckt in ca. 25 Minuten gar kochen.

2 Wirsing putzen und halbieren. Wirsingviertel quer in schmale Streifen schneiden, waschen und trockenschleudern. Frühlingszwiebeln und Paprikaschoten waschen, putzen und in schmale Ringe bzw. feine Streifen schneiden. Gemüse und Linsen vermischen.

3 Für das Dressing Knoblauch abziehen und hacken. Joghurt mit Knoblauch, Essig und Brühe verrühren, salzen und pfeffern. Petersilie unterrühren. Dressing über den Salat gießen. Mindestens 30 Minuten ziehen lassen.

Grünkernsalat mit viel Gemüse

unwiderstehlich gut

1 Grünkern heiß abspülen. Zwiebel abziehen und fein würfeln. Öl erhitzen und die Hälfte der Zwiebelwürfel darin glasig anschwitzen. Grünkern zufügen, kurz anbraten, mit der Brühe ablöschen und bei mittlerer Hitze zugedeckt 35 bis 40 Minuten garen. Abkühlen lassen.

2 Mais und Erbsen heiß abspülen. Tomaten waschen, putzen und klein schneiden. Möhren waschen, putzen und fein raspeln. Mais, Erbsen, Tomaten, Möhren, Petersilie und restliche Zwiebeln unter den Grünkern mischen.

3 Für das Dressing Sojasahne, Zitronensaft, Salz und Pfeffer verrühren. Über den Salat gießen und diesen ca. 30 Minuten ziehen lassen.

MITTAGESSEN
für 2 Portionen
dauert ca. 45 Minuten
+ Zeit zum Abkühlen
+ 30 Minuten Ruhezeit

125 g Grünkern
1 Zwiebel, 1 EL Olivenöl
200 ml Gemüsebrühe
75 g Gemüsemais (Glas)
50 g Erbsen (Tiefkühlware)
2 Tomaten, 100 g Möhren
2 EL gehackte Petersilie
50 ml Sojasahne
Saft von 1/2 Zitrone
Salz, Pfeffer

Nudelsalat mit Nussdressing

für jede Grillparty ein Gaumenschmaus

1 Salzwasser mit Curry und Kurkuma erhitzen und die Nudeln darin in ca. 12 Minuten bissfest garen. Abgießen und abkühlen lassen.

2 Ananas schälen, Strunk entfernen und das Fruchtfleisch in Stücke schneiden. Zwiebel abziehen und fein würfeln. Mais abtropfen lassen. Walnüsse grob hacken. Tofu klein würfeln und mit Nudeln, Ananas, Zwiebeln, Mais und Walnüssen in einer Schüssel mischen.

3 Für das Dressing Zitronensaft, Brühe, Schnittlauch, Salz und Pfeffer verrühren und das Öl unter Rühren einlaufen lassen. Das Dressing über den Salat gießen.

MITTAGESSEN
für 2 Portionen
dauert ca. 50 Minuten

je 1/2 TL Currypulver/Kurkuma
200 g Vollkornnudeln
3 Scheiben frische Ananas
1 Zwiebel
50 g Gemüsemais (Glas)
50 g Walnusskerne
100 g Räuchertofu
Saft von 1/2 Zitrone
2 EL Gemüsebrühe
2 EL gehackter Schnittlauch
Salz, Pfeffer, 2 EL Walnussöl

Indischer Reissalat

mit pikanter Gewürzmischung verfeinert (Foto)

MITTAGESSEN
für 2 Portionen
dauert ca. 45 Minuten (inkl. Abkühlen) + ca. 2 Stunden Zeit zum Durchziehen

300 ml Gemüsebrühe
1 TL Currypulver
150 g Basmatireis
50 g Cranberrys
100 ml Orangensaft
2 Bananen, 3 Scheiben Ananas
1 Apfel, 1 EL Zitronensaft
2 EL Sesamöl geröstet
100 g fettarmer Naturjoghurt
1 EL Akazienhonig, 1 TL Salz
½ TL Garam masala

1 Brühe mit Currypulver erhitzen und darin den Reis ca. 25 Minuten garen. Abkühlen lassen.

2 Cranberrys in Orangensaft einweichen. Eine Banane schälen und in Scheiben schneiden. Ananas schälen, den Strunk entfernen und das Fruchtfleisch würfeln. Apfel waschen, entkernen und das Fruchtfleisch würfeln.

3 Für das Dressing die zweite Banane schälen und fein zerdrücken. Mit Zitronensaft, Sesamöl, Joghurt, Honig, Salz und Garam masala (indisches Gewürz) verrühren.

4 Reis, Cranberrys und Obststücke in eine Schüssel geben, mit dem Dressing übergießen und mindestens 2 Stunden ziehen lassen.

Champignons mit Sauerkraut

bodenständig basisch

MITTAGESSEN
für 2 Portionen
dauert ca. 30 Minuten

100 g Hirse
1 Zwiebel
4 EL Olivenöl
225 ml Gemüsebrühe
6 große Champignons
Kräutersalz
150 g Sauerkraut
75 g Räuchertofu
2 EL gehackte Petersilie
100 ml Sojasahne

1 Hirse heiß abspülen. Zwiebel abziehen, fein würfeln und in 1 Esslöffel Öl glasig anschwitzen. Hirse dazugeben und kurz anbraten. Mit der Brühe ablöschen und bei mittlerer Hitze zugedeckt 15 bis 20 Minuten garen.

2 Champignons putzen, die Stiele rausbrechen und die Pilze noch etwas aushöhlen. 2 Esslöffel Öl erhitzen und die Pilzköpfe darin anbraten. Salzen und warm halten.

3 Sauerkraut heiß abspülen, abtropfen lassen, fein hacken und im restlichen Öl kurz anschwitzen. Tofu klein würfeln und mit Hirse, Sauerkraut, Petersilie und Sahne vermengen. Masse erwärmen und in die Pilzköpfe füllen.

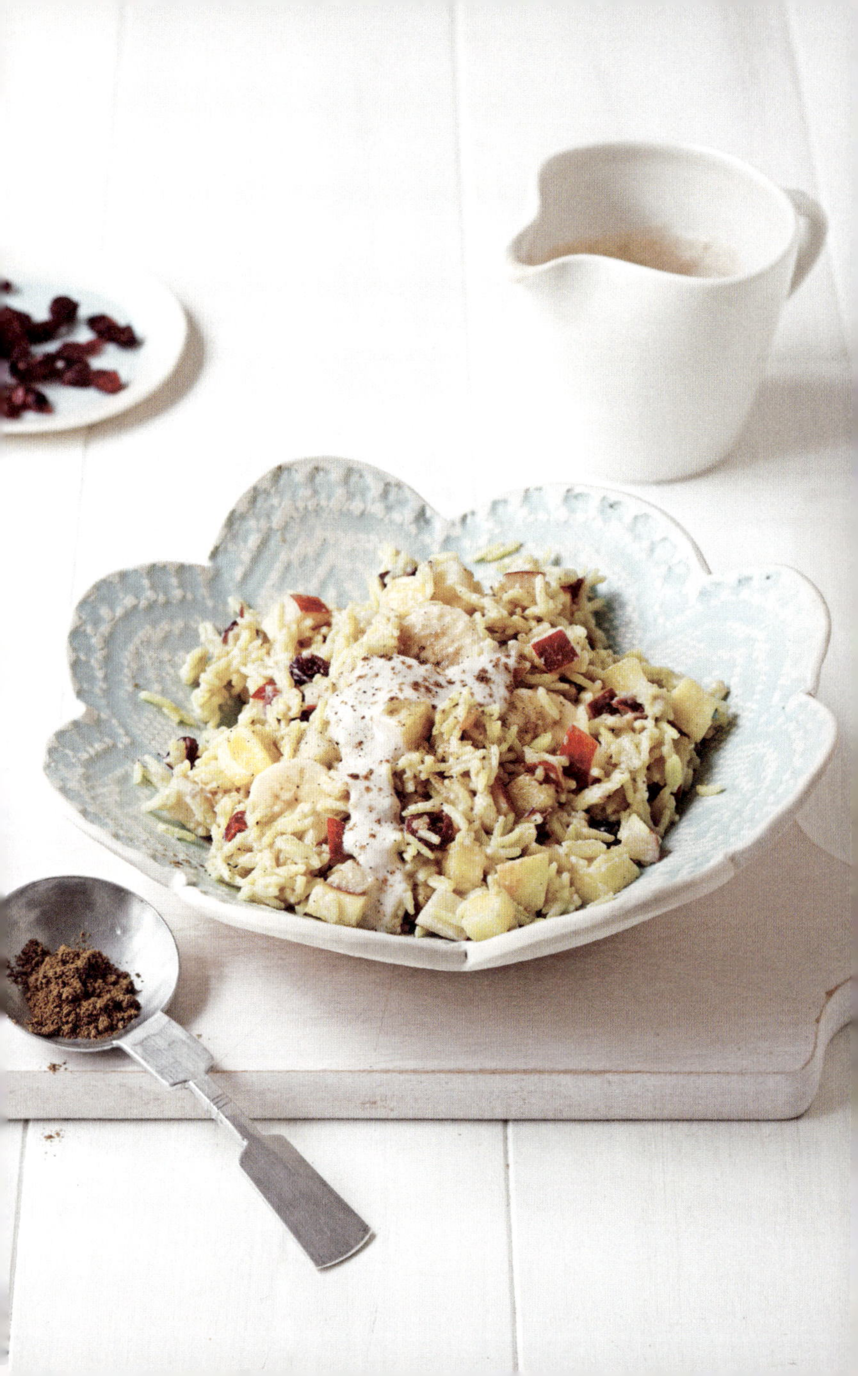

Rote Bete mit Quarkfüllung

zur Blutreinigung

MITTAGESSEN
für 2 Portionen
dauert ca. 60 Minuten + 10 Minuten Backzeit

2 große Rote Bete
525 ml Gemüsebrühe
75 ml Sojasahne
Kräutersalz
frisch gemahlener Pfeffer
50 g Erbsen (Tiefkühlware)
50 g Zuckermais (Glas)
1 grüne Paprikaschote
1 EL Olivenöl
250 g Magerquark
2 EL gehackte Petersilie

Außerdem
1 Auflaufform
Butter für die Form

1 Rote Bete putzen und dünn abschälen. Mit einem Kugelausstecher so aushöhlen, dass die Wände und der Boden noch ca. 1 Zentimeter dick sind.

2 500 Milliliter Gemüsebrühe aufkochen und die Knollen zusammen mit dem ausgehöhlten Fruchtfleisch darin bei mittlerer Hitze ca. 45 Minuten dünsten. Das Ausgehöhlte schon nach ca. 20 Minuten aus dem Topf nehmen, auf ein Sieb geben und abtropfen lassen.

3 Für die Sauce Ausgehöhltes, Sojasahne und restliche Brühe pürieren. Salzen und pfeffern.

4 Erbsen antauen und Mais abtropfen lassen. Paprikaschote waschen, putzen und das Fruchtfleisch sehr klein würfeln. Öl erhitzen und Paprikawürfel, Erbsen und Mais kurz anbraten. Mit wenig Salzwasser ablöschen und das Ganze ca. 5 Minuten dünsten.

5 Backofen vorheizen auf 200 °C (Umluft 180 °C, Gas Stufe 3–4). Eine Auflaufform mit Butter einfetten.

6 Für die Füllung den Quark mit einem Schneebesen aufschlagen. Gemüse und Petersilie unterheben, salzen und pfeffern. Die Rote-Bete-Knollen mit der Quarkmasse füllen, in die Auflaufform setzen und ca. 10 Minuten backen. Die Sauce erwärmen, auf zwei Teller verteilen und die gefüllten Knollen darauf anrichten.

TIPP Ziehen Sie Einmalhandschuhe beim Schälen der Rote-Bete-Knollen an.

Vollkornnudeln mit Blattspinat

angenehm leicht

1 Reichlich Salzwasser aufkochen und die Nudeln darin in 12 bis 15 Minuten garen.

2 Zwiebel und Knoblauch abziehen und fein würfeln. Getrocknete Tomaten vierteln. Öl erhitzen und die Zwiebel- und Knoblauchwürfel darin glasig anschwitzen. Tomaten dazugeben. Spinat waschen und tropfnass dazugeben. Das Ganze ca. 5 Minuten zugedeckt dünsten. Mit Kräutersalz, Pfeffer und Muskatnuss würzen.

3 Die Nudeln unter die Sauce heben. Wer mag, kann Schafskäse in Würfel schneiden und kurz vor dem Servieren dazugeben.

MITTAGESSEN
für 2 Portionen
dauert ca. 35 Minuten

200 g Vollkornnudeln
1 Zwiebel
1 Knoblauchzehe
10 getrocknete Tomaten
2 EL Olivenöl
350 g Babyspinat
Kräutersalz
frisch gemahlener Pfeffer
frisch geriebene Muskatnuss
evtl. 50 g Schafskäse

Erbsen-Mais-Rösti

sorgen für Abwechslung auf dem Teller

1 Kartoffeln waschen, schälen und grob raspeln. Auf ein Sieb geben und gut ausdrücken. Erbsen antauen lassen und zwei Drittel davon mit einem Pürierstab pürieren. Erbsenpüree mit den Kartoffelraspeln und dem Ei verrühren und mit Salz, Pfeffer und Muskatnuss würzen. Restliche Erbsen und den Mais unterheben.

2 Etwas Öl in einer Pfanne erhitzen. Pro Rösti einen gehäuften Esslöffel Kartoffelmasse in die Pfanne geben, leicht flach drücken und von jeder Seite ca. 3 Minuten bei mittlerer Hitze braten.

TIPP Reichen Sie einen frischen Salat dazu.

MITTAGESSEN
für 2 Portionen
dauert ca. 30 Minuten

400 g mehlig kochende Kartoffeln
250 g Erbsen (Tiefkühlware)
1 Ei
Kräutersalz
frisch gemahlener Pfeffer
frisch geriebene Muskatnuss
100 g Gemüsemais (Glas), abgetropft

Außerdem
Öl zum Ausbacken

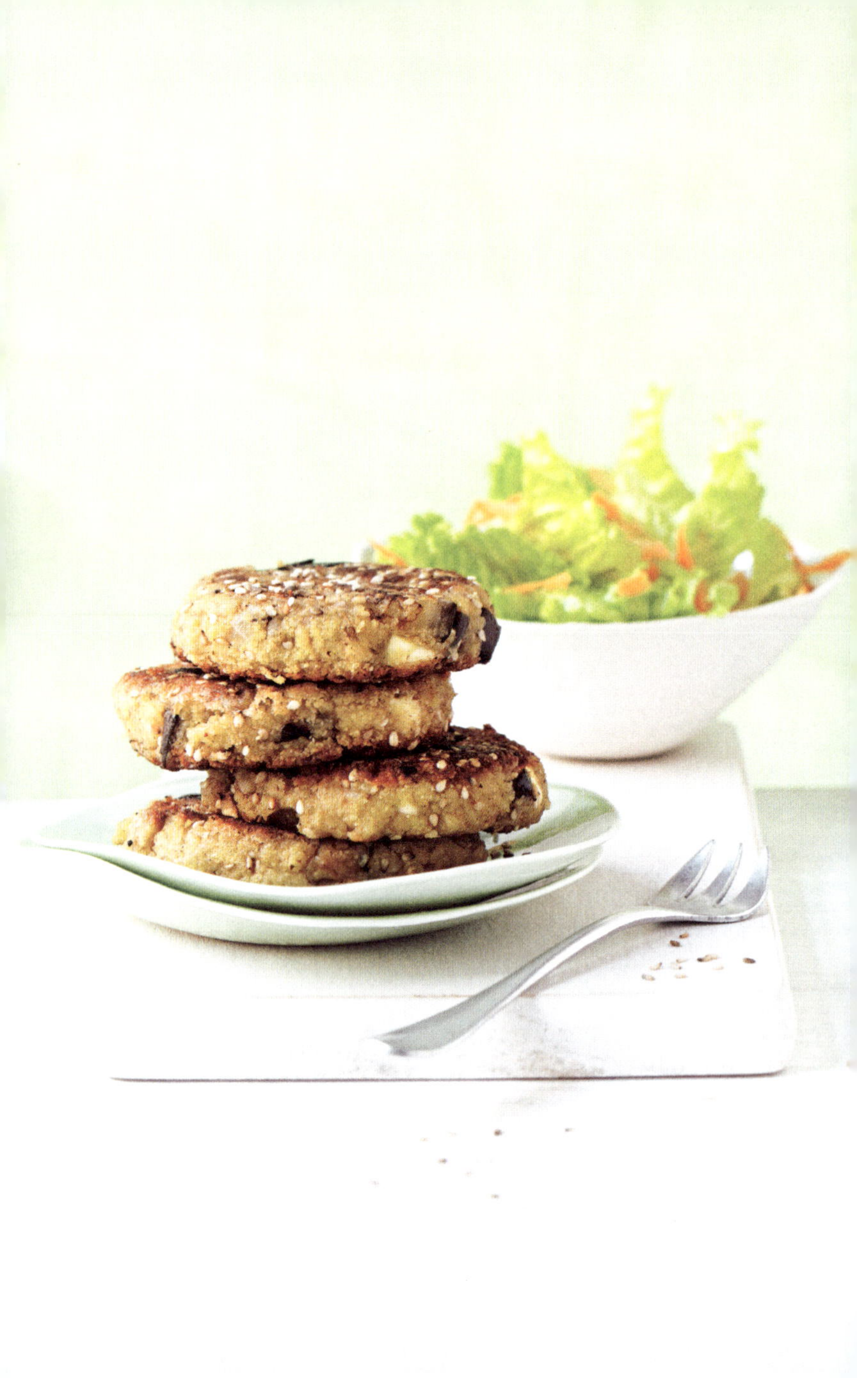

Kichererbsenbratlinge mit Auberginen und Ziegenfeta

basisches Asia-Food

1 Zwiebel abziehen und würfeln. 1 Esslöffel Öl erhitzen und die Zwiebelwürfel darin glasig anschwitzen. Gemüsebrühe, Kichererbsenmehl, Kräutersalz, Currypulver, Cumin und Lorbeerblatt dazugeben. Alles aufkochen und zugedeckt bei geringer Hitze ca. 25 Minuten garen. Anschließend das Lorbeerblatt wieder entfernen und die Masse abkühlen lassen.

2 Aubergine waschen, putzen und in kleine Würfel schneiden. Knoblauch abziehen und durch eine Knoblauchpresse drücken. Das restliche Öl erhitzen und die Auberginenwürfel darin mit Knoblauch und Kräutersalz braten. Abkühlen lassen.

3 Auf Wunsch Ziegenfeta würfeln und mit den Auberginenwürfeln und der Maisstärke unter die Kichererbsenmasse mischen.

4 Mehl mit Sesam vermischen. Aus dem Kichererbsenteig kleine Bratlinge formen und in der Mehl-Sesam-Mischung wenden.

5 Öl in einer großen Pfanne erhitzen und die panierten Bratlinge darin beidseitig ausbacken. Herausheben und auf Küchenkrepp abtropfen lassen.

TIPP Servieren Sie zu den Bratlingen etwas Reis und einen herzhaft angemachten Blattsalat.

MITTAGESSEN

für 2 Portionen

dauert ca. 75 Minuten (inkl. Abkühlzeit)

1 Zwiebel
5 EL Olivenöl
400 g Gemüsebrühe
150 g Kichererbsenmehl
2 TL Kräutersalz
1/4 TL Currypulver
1/4 TL Cumin (Kreuzkümmel)
1 Lorbeerblatt
1 Aubergine
1 dicke Knoblauchzehe
evtl. 50 g Ziegenfeta
2–3 EL Maisstärke
3 EL Vollkornmehl
1 EL Sesam

Außerdem

Öl zum Ausbacken

Nusskartoffeln mit Spargel und Orangensauce

der Entsäuerungsprofi

MITTAGESSEN
für 2 Portionen
dauert ca. 45 Minuten

500 g kleine, neue Kartoffeln
1 Ei
400 g weißer Spargel
1 TL Butter
1 TL Rohr-Rohzucker
100 ml Sojasahne
1 gehäufter EL Reismehl
Saft von ½ Orange
½ TL Gemüsebrühepulver (siehe Seite 143)
Kräutersalz
frisch gemahlener Pfeffer
1 EL Kürbiskerne
1 EL Sonnenblumenkerne
3 EL Butter
1 EL gemahlene Haselnüsse
1 EL gehackte Petersilie

1 Kartoffeln unter fließendem Wasser mit einer Gemüsebürste gründlich sauber bürsten. In Salzwasser in ca. 25 Minuten gar kochen, abgießen und pellen.

2 Das Ei an der runden Seite anpieksen und in einem Eierkocher oder in kochendem Wasser hart kochen.

3 Inzwischen die Spargelstangen mit einem Sparschäler abschälen, die Enden abschneiden und die Stangen waschen. Reichlich Wasser mit Butter und Zucker aufkochen und den Spargel darin zugedeckt bei mittlerer Hitze ca. 15 Minuten bissfest dünsten. Danach den Spargelsud abgießen und für die Sauce auffangen.

4 Für die Orangensauce Sojasahne mit Reismehl verrühren und aufkochen lassen. Nach und nach ca. 100 Milliliter Spargelsud sowie den Orangensaft zugießen und die Sauce aufkochen lassen. Mit Gemüsebrühe, Kräutersalz und Pfeffer würzen.

5 Kürbiskerne und Sonnenblumenkerne fein hacken. Butter in einem großen, breiten Topf erhitzen, die Hitze reduzieren und die Kürbis- und Sonnenblumenkerne, Haselnüsse, etwas Kräutersalz sowie die Kartoffeln hineingeben. Diese zugedeckt bei mittlerer Hitze anbraten. Von Zeit zu Zeit den Topf von der Kochstelle nehmen und schütteln, sodass die Kartoffeln nicht ansetzen.

6 Das hart gekochte Ei pellen, fein hacken und mit der Petersilie mischen. Spargel und Nusskartoffeln auf Tellern dekorativ anrichten, die Petersilie-Ei-Mischung über den Spargel streuen und die Orangensauce dazu reichen.

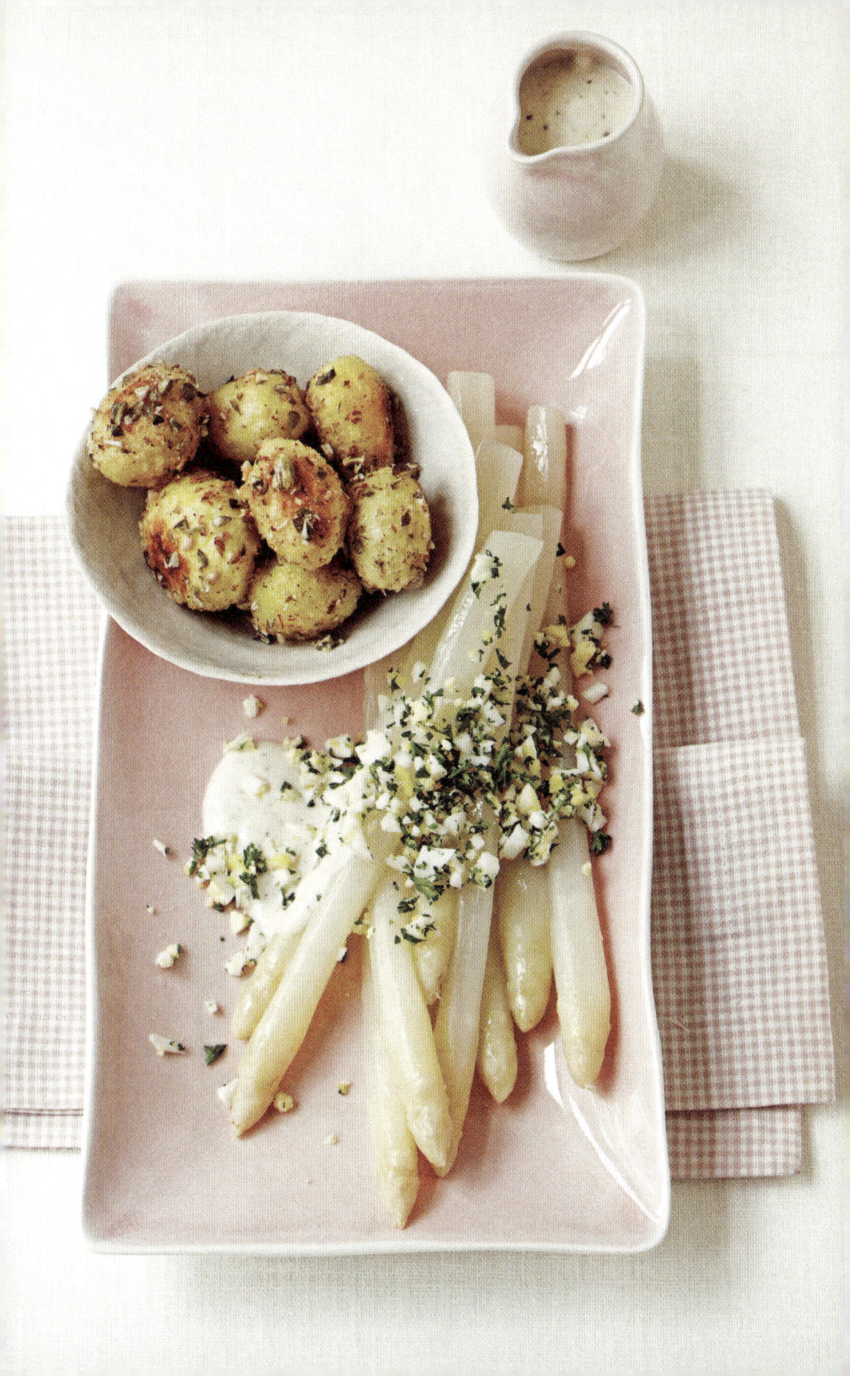

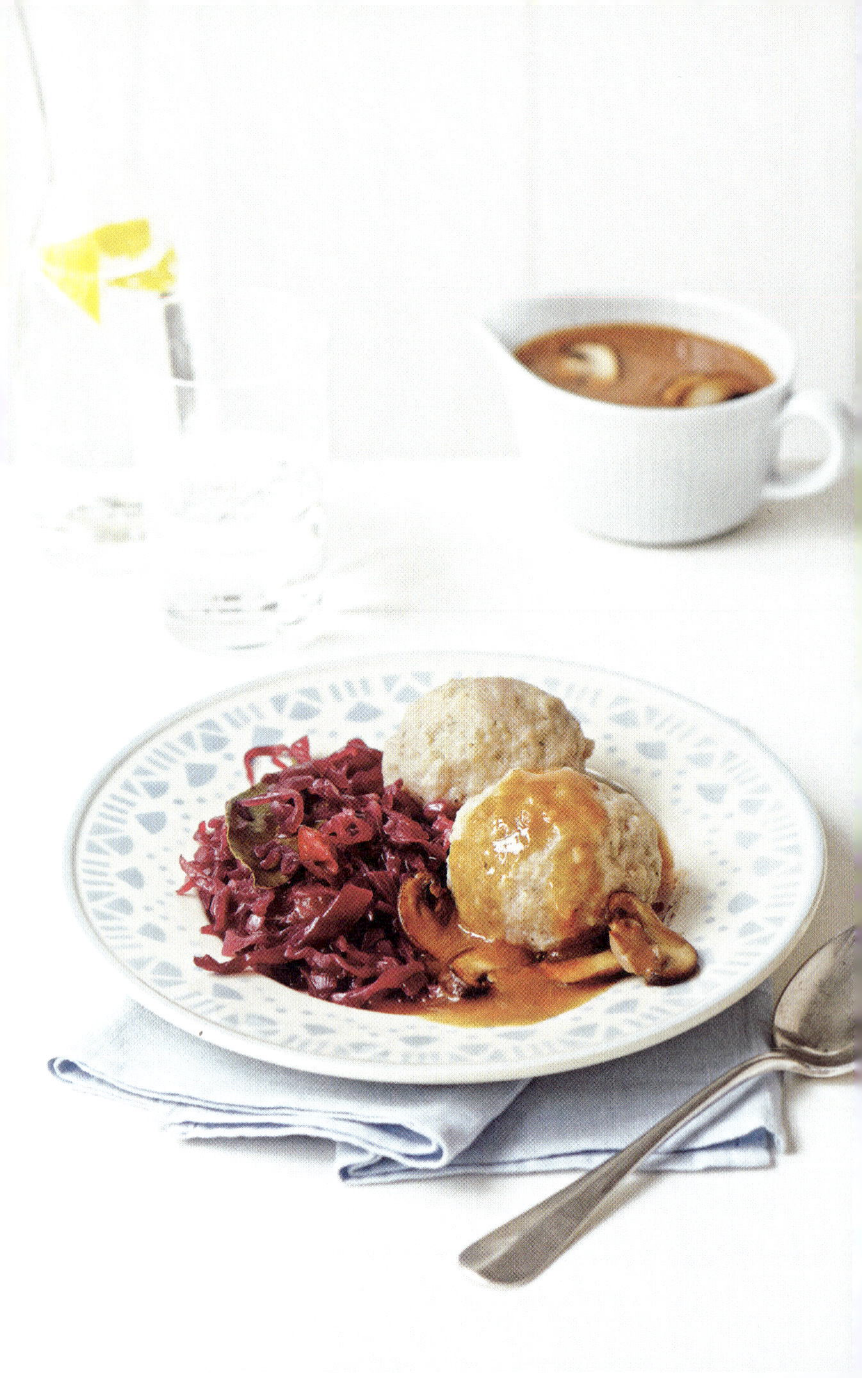

Rotkraut mit Kartoffel-Dinkel-Klößen

Feines für die Feiertage

MITTAGESSEN
für 2 Portionen
dauert ca. 90 Minuten

Für das Rotkraut
1 kleiner Kopf Rotkohl
1 Zwiebel
2 Äpfel (Boskop)
1 EL Rapsöl
2 EL Akazienhonig
3 EL Apfelessig oder weißer Balsamico
150 ml Apfelsaft
2 TL Kräutersalz
1 TL Gemüsebrühepulver (siehe Seite 143)
4 Nelken
1 Stück Zimtstange (ca. 3 cm)
1 Lorbeerblatt
1 Kartoffel zum Binden

Für die Klöße
300 g mehlig kochende Kartoffeln
50 g Dinkel-Vollkornmehl
25 g Buchweizenmehl
1/4 TL Kräutersalz
frisch geriebene Muskatnuss

1 Für das Rotkraut den Rotkohl putzen, vierteln, waschen und grob raspeln oder quer in feine Streifen schneiden. Zwiebel abziehen und fein würfeln. Äpfel waschen, das Kerngehäuse entfernen und das Fruchtfleisch klein schneiden.

2 Öl erhitzen und die Zwiebel darin glasig anschwitzen, Honig dazugeben und leicht karamellisieren lassen. Rotkohl, Apfelstücke, Essig und Apfelsaft dazugeben. Mit Kräutersalz und Brühe würzen. Nelken, Zimtstange und Lorbeerblatt dazugeben. Das Gemüse in ca. 1 Stunde bei mittlerer Hitze garen.

3 Die eine Kartoffel schälen, fein reiben und 10 Minuten vor Garzeitende unter das Rotkraut rühren, um die restliche Flüssigkeit im Gemüse zu binden. Nelken, Zimtstange und Lorbeerblatt entfernen.

4 Inzwischen für die Klöße die Kartoffeln waschen, in 20 Minuten gar kochen, pellen und noch heiß durch eine Kartoffelpresse drücken. Die Kartoffelmasse erkalten lassen. Beide Mehlsorten, Salz und Muskatnuss zur Kartoffelmasse geben und alles zu einem gut formbaren Teig verkneten. Ca. 20 Minuten ruhen lassen.

5 Aus dem Kartoffelteig vier Klöße formen. Reichlich Salzwasser aufkochen, die Klöße hineinlegen und 10 bis 15 Minuten im offenen Topf im siedenden Wasser ziehen lassen. Wenn die Klöße an die Oberfläche steigen, sind sie gar. Klöße und Rotkraut auf Tellern anrichten.
Dazu eine dunkle Sauce (siehe Seite 201) reichen.

Gemüsezwiebel mit Amaranthfüllung

der Held der schlanken Küche

ABENDESSEN
für 2 Portionen
dauert ca. 50 Minuten

2 Gemüsezwiebeln
375 ml Gemüsebrühe
150 g Amaranth
je ½ TL Currypulver und Kurkuma
250 g Möhren
200 g Räuchertofu
2 EL Sonnenblumenöl
1 EL getrockneter Estragon
2 TL Sojasauce
2 TL Saft von 1 Zitrone
Kräutersalz
frisch gemahlener Pfeffer

1 Gemüsezwiebeln abziehen und mit einem scharfen Küchenmesser oder Kugelausstecher etwas vom Zwiebelinneren herausholen. Reichlich Salzwasser zum Kochen bringen und die ausgehöhlten Zwiebeln darin zugedeckt bei mittlerer Hitze ca. 40 Minuten garen. Zwiebelsud abgießen und die Gemüsezwiebeln warm halten. Das Zwiebelinnere klein hacken.

2 Inzwischen in einem zweiten Topf die Gemüsebrühe aufkochen und den Amaranth mit Currypulver und Kurkuma darin ca. 2 Minuten aufkochen. Die Hitzezufuhr etwas reduzieren und den Amaranth bei mittlerer Hitze ca. 15 Minuten köcheln und ausquellen lassen.

3 Möhren schälen, putzen und fein raspeln. Tofu in kleine Würfelchen schneiden. Öl in einem Topf erhitzen und das gehackte Zwiebelinnere darin glasig anschwitzen. Möhrenraspel sowie Tofuwürfel dazugeben und kurz anbraten, Estragon zufügen und das Gemüse bei schwacher Hitze unter Rühren ca. 5 Minuten dünsten.

4 Die Gemüsemasse unter den Amaranth mischen und mit Sojasauce, Zitronensaft, Salz und Pfeffer kräftig würzen. Die Gemüsezwiebeln auf Tellern anrichten und mit der Amaranthmasse füllen.

TIPP Servieren Sie dazu eine helle Sauce wie sie auf Seite 201 steht.

INFO Amaranth, auch Fuchsschwanz oder Inkaweizen genannt, wird vor allem in Naturkostläden verkauft. Die Samen sind reich an Kohlenhydraten.

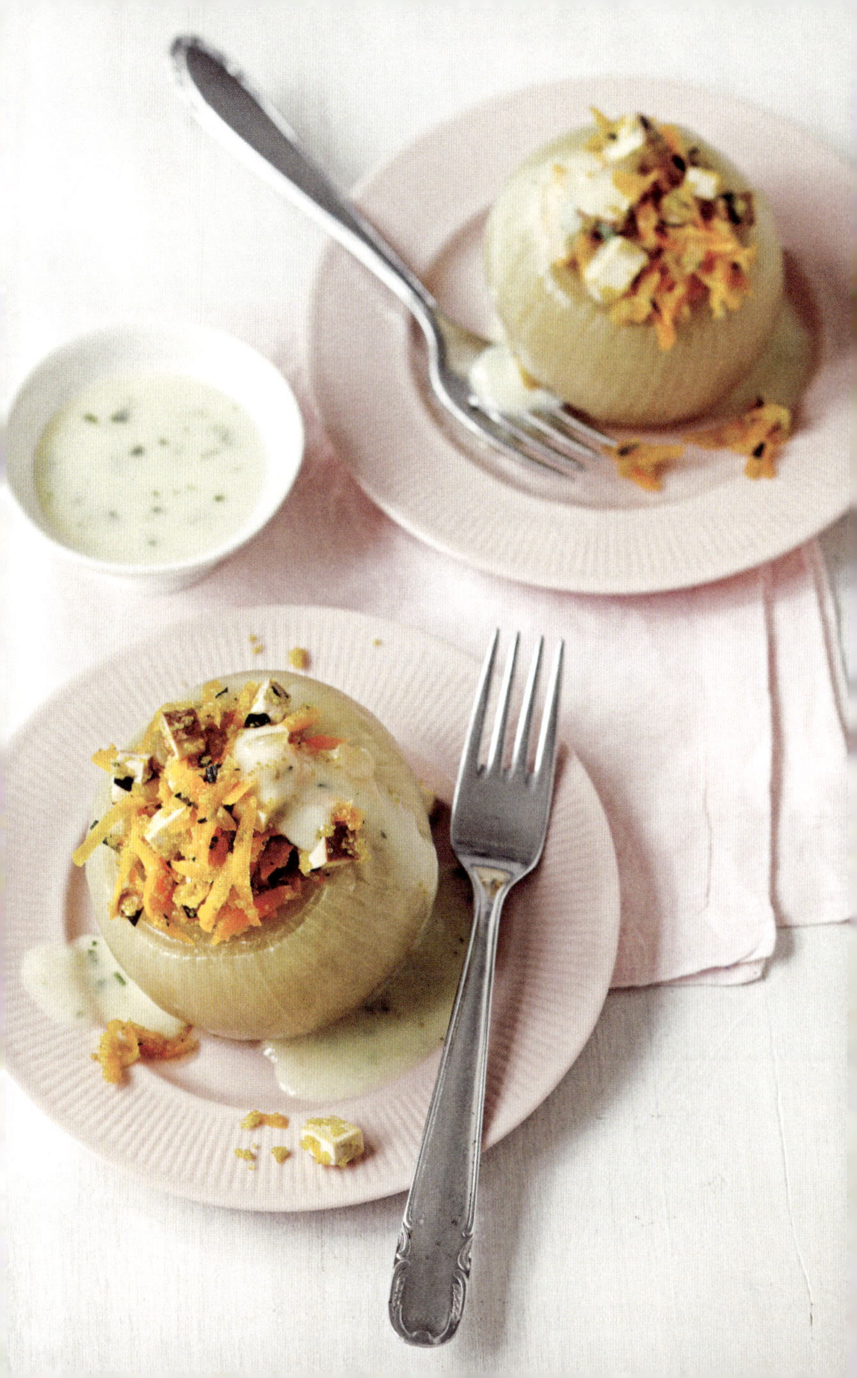

Chinapfanne mit Tofu

basisch schlemmen ohne Reue

ABENDESSEN
für 2 Portionen
dauert ca. 30 Minuten

300 g festkochende Kartoffeln
1 Zwiebel, 200 g Möhren
1 kleiner Chinakohl
150 g Räuchertofu
1 EL Öl, 100 ml Gemüsebrühe
Kräutersalz, Pfeffer
je 1 Messerspitze Kurkuma, Paprikapulver, Koriander, Chili, Muskatnuss, Ingwer
Saft von ½ Zitrone
2 EL Sojasauce
8 EL Sojabohnensprossen
50 g Erdnusskerne ohne Salz

1 Kartoffeln waschen, schälen und in 1 Zentimeter große Würfel schneiden. Reichlich Salzwasser erhitzen und die Kartoffelwürfel darin ca. 10 Minuten garen.

2 Zwiebel abziehen und fein würfeln. Möhren waschen, schälen und grob raspeln. Chinakohl waschen, putzen, vierteln und quer in Streifen schneiden. Tofu würfeln. Öl erhitzen und die Zwiebel darin glasig anschwitzen. Möhren und Tofu kurz mitbraten. Chinakohl zufügen und kurz dünsten. Mit Brühe ablöschen und ca. 8 Minuten dünsten. Mit Gewürzen, Zitronensaft und Sojasauce würzen.

3 Kartoffelwürfel, Sojabohnensprossen sowie Erdnüsse unter die Möhren-Chinakohl-Mischung heben.

Pilzpfanne mit Reisküchlein

nicht nur im Herbst beliebt

ABENDESSEN
für 2 Portionen
dauert ca. 30 Minuten

200 g Champignons
je 100 g Austernseitlinge, Shiitake und Kräuterseitlinge
2 Zweige frischer Dill
3 EL ÖL, Kräutersalz, Pfeffer
Abrieb von ½ unbeh. Zitrone
1 Ei, 200 ml Milch
120 g Dinkelmehl, ½ TL Salz
je 1 Messerspitze Muskatnuss und Currypulver
4–5 EL gekochter Reis, Öl

1 Alle Pilze putzen und nach Bedarf mundgerecht zerkleinern. Dill waschen und hacken. Öl in einer Pfanne erhitzen und die Pilze darin anbraten. Entstehende Flüssigkeit abgießen. Pilze mit Kräutersalz und Pfeffer würzen, Dill und Zitronenabrieb dazugeben.

2 Für die Küchlein Ei, Milch, Mehl und Gewürze glatt rühren und 5 Minuten quellen lassen. Den gekochten Reis untermischen. Aus dem Teig kleine Taler formen.

3 Öl erhitzen und die Küchlein darin bei mittlerer Hitze beidseitig zu gelbgoldenen Plätzchen ausbacken. Die Pilze auf Teller geben und die Reisküchlein dazu reichen.

Kräuterkartoffeln mit Quarkvarianten

ein Klassiker aus Großmutters Zeiten

ABENDESSEN

für 2 Portionen

dauert ca. 30 Minuten

500 g neue Kartoffeln
2 EL Olivenöl, Kräutersalz
2 EL Kräuter der Provence (Thymian, Rosmarin, Oregano, Majoran)

Basisquark

250 g Magerquark
1 EL fettarmer Naturjoghurt
1/4 gestrichener TL Gemüsebrühepulver
Kräutersalz, 1 TL Leinöl
1/4 gestrichener TL Kurkuma

Gurkenquark

100 g Salatgurke
1 Knoblauchzehe, 1 Zwiebel
1 EL gehackter Dill

Kräuterquark

1 EL frisch gehackte Petersilie
1 EL frisch gehackter Dill
1 EL Schnittlauchröllchen

Tomatenquark

1 Tomate | 2 TL Tomatenmark
je 1 Messerspitze Chilipulver und Cayennepfeffer

Paprikaquark

je 1 Messerspitze Paprikapulver und Currypulver
je 1/4 rote, gelbe und grüne Paprikaschote

1 Backofen vorheizen auf 200 °C (Umluft 180 °C, Gas Stufe 3–4). Ein Backblech mit Backpapier auslegen.

2 Kartoffeln waschen und der Länge nach halbieren. Die Schnittflächen mit Küchenkrepp trockentupfen. Kartoffelhälften mit Öl, Kräutersalz und Kräutern in eine Schüssel geben, einen Deckel auflegen und gut schütteln. Kartoffelhälften mit der Schnittfläche nach unten auf das Backblech legen und je nach Dicke der Kartoffeln 20 bis 30 Minuten backen.

3 Für den Basisquark Quark mit Joghurt, Gemüsebrühepulver, Kräutersalz und Leinöl verrühren. Den Quark zu den Kartoffeln reichen.

4 Für den Gurkenquark die Salatgurke waschen, putzen, schälen und grob raspeln. Knoblauch und Zwiebel abziehen und sehr fein würfeln. Diese drei Zutaten mit dem Dill unter den Basisquark rühren.

5 Für den Kräuterquark alle Kräuter unter den Basisquark mischen.

6 Für den Tomatenquark die Tomate putzen und sehr klein würfeln. Mit Tomatenmark, Chilipulver und Cayennepfeffer unter den Basisquark heben.

7 Für den Paprikaquark Paprikapulver und Currypulver unter den Basisquark rühren. Paprikaschote waschen, putzen, klein würfeln und unterheben.

8 Die Kartoffeln mit dem gewählten Quark anrichten.

Gefüllte Kohlrabi mit Joghurt-Kräuter-Sauce

ein feines Essen

ABENDESSEN
für 2 Portionen
dauert ca. 55 Minuten (inkl. Backzeit)

2 Kohlrabi (à 250 g)
300 ml Gemüsebrühe
125 g grobe Getreideflocken (z. B. Hafer-, Dinkel-, Roggen-, Weizen-, Gerstenflocken)
1 Zwiebel
200 g frische Champignons
2 EL Olivenöl
Kräutersalz
frisch gemahlener Pfeffer
evtl. 25 g geriebener Emmentaler

Für die Sauce

150 g fettarmer Naturjoghurt
75 g Magerquark
1 TL Zitronensaft
Kräutersalz
frisch gemahlener Pfeffer
1 Knoblauchzehe
4 EL gehackte Kräuter (z. B. Schnittlauch, Petersilie, Kerbel, Sauerampfer)

Außerdem

1 Auflaufform
Butter für die Form

1 Von den Kohlrabi die Blättchen abschneiden und beiseitelegen. Die Knollen dünn schälen und in Salzwasser ca. 35 Minuten garen. Das Innere vorsichtig aushöhlen, sodass ein Rand und ein Boden von ca. 1 Zentimeter stehen bleiben. Das Ausgehöhlte klein schneiden.

2 Inzwischen die Brühe aufkochen und die Getreideflocken damit übergießen. So lange einweichen, bis die Flüssigkeit vollständig aufgenommen worden ist.

3 Zwiebel abziehen und fein würfeln. Champignons waschen, putzen und klein schneiden. Öl erhitzen, die Zwiebelwürfel darin glasig anschwitzen, die Champignons dazugeben und kurz mitbraten. Die Hitzezufuhr reduzieren und die Pilze ca. 8 Minuten dünsten.

4 Getreideflocken sowie das Innere der Kohlrabi zu den Pilzen geben, salzen und pfeffern. Kohlrabiblättchen waschen, klein schneiden und unterheben.

5 Backofen vorheizen auf 200 °C (Umluft 180 °C, Gas Stufe 3–4). Eine Auflaufform leicht einfetten. Die Kohlrabi mit der Getreidemasse füllen und die restliche Masse in der Form verteilen. Die gefüllten Kohlrabi daraufsetzen und, auf Wunsch, mit dem Käse bestreuen. Ca. 10 Minuten überbacken.

6 Für die Joghurt-Kräuter-Sauce Joghurt und Quark verschlagen. Mit Zitronensaft, Salz und Pfeffer würzen. Knoblauch abziehen, fein hacken und mit den Kräutern unterrühren. Zu den Kohlrabi reichen.

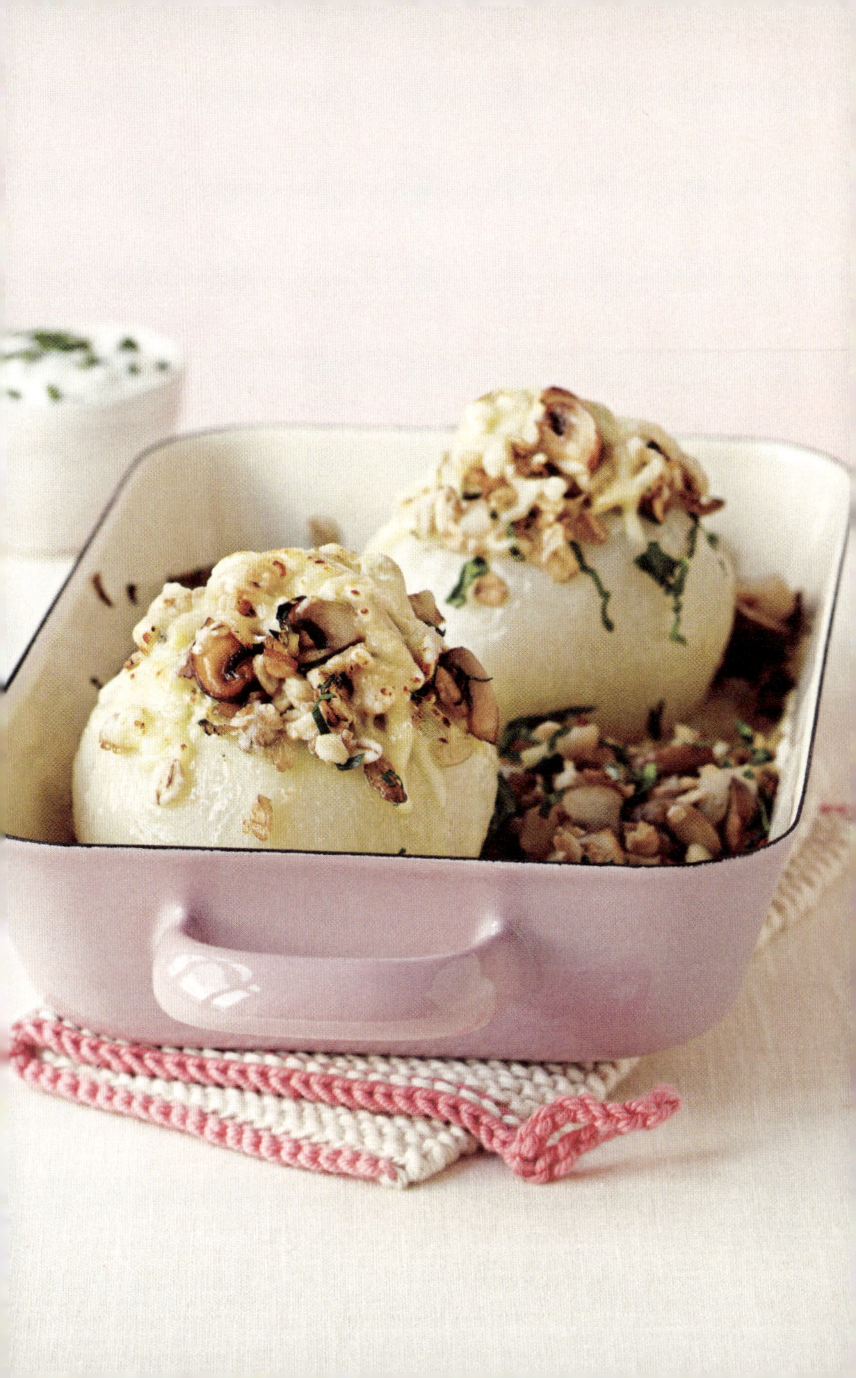

Spargel-Tagliatelle mit Kapernbutter

Frühlingsgenuss zum Entsäuern

(Foto siehe Seite 134)

ABENDESSEN
für 2 Portionen
dauert ca. 30 Minuten

200 g Tagliatelle
500 g grüner Spargel
1 l Gemüsebrühe
2 Prisen Rohrzucker
1 Schalotte
20 g Kapern
75 g Butter
2 EL fein gehackte Petersilie
Saft von 1 Zitrone
etwas abgeriebene Zitronenschale
Kräutersalz
frisch gemahlener Pfeffer

1 Salzwasser aufkochen und die Nudeln darin in ca. 12 Minuten bissfest garen.

2 Jeweils das untere Drittel der Spargelstangen dünn abschälen, die Enden nach Bedarf frisch anschneiden, die Stangen waschen und schräg in ca. 3 Zentimeter lange Stücke schneiden.

3 Gemüsebrühe mit einer Prise Zucker erhitzen, und die Spargelstücke darin ca. 10 Minuten dünsten. Anschließend überschüssige Brühe abgießen und den Spargel mit den Tagliatelle vermengen.

4 Inzwischen die Schalotte abziehen und fein würfeln. Kapern abtropfen lassen und klein hacken. Butter erhitzen und die Schalottenwürfel darin glasig anschwitzen. Petersilie, Zitronensaft, Zitronenschale und Kapern dazugeben. Die Sauce mit Kräutersalz, Pfeffer und 1 Prise Zucker abschmecken. Die Kapernbutter kurz durchziehen lassen.

5 Die Spargel-Tagliatelle auf zwei Tellern anrichten und die heiße Kapernbutter darübergießen.

Mediterraner Gemüseteller

mit Rosmarinkartoffeln und Zitronensauce

ABENDESSEN
für 2 Portionen
dauert ca. 30 Minuten

400 g kleine neue Kartoffeln
50 g Butter
1 Zweig frischer oder 1 TL getrockneter Rosmarin
1 Zucchini
1 kleine Aubergine
1 rote Paprikaschote
1 Zwiebel
2 Tomaten
3 EL Olivenöl
10 entsteinte grüne Oliven
Kräutersalz
frisch gemahlener Pfeffer
100 ml Gemüsebrühe
Saft von 1 Zitrone

1 Kartoffeln waschen, in Salzwasser ca. 12 Minuten garen und pellen. In einem Topf 20 Gramm Butter erhitzen und die Kartoffeln darin mit dem Rosmarin bräunen. Den Topf zwischendurch mehrmals schwenken, damit die Kartoffeln nicht anbrennen.

2 Zucchini, Aubergine und Paprikaschote waschen, putzen und in mundgerechte Stücke schneiden. Zwiebel abziehen und fein würfeln. Tomaten von den Stielansätzen befreien, kurz in kochendes Wasser tauchen, häuten und grob würfeln.

3 In einer Pfanne 1 Esslöffel Öl erhitzen und die Zwiebelwürfel darin glasig anschwitzen. Paprika-, Zucchini- und Tomatenstücke dazugeben und bei mittlerer Hitze unter Rühren ca. 5 Minuten mit anbraten. Die Oliven kurz vor Schluss dazugeben und alles salzen und pfeffern.

4 Restliches Öl erhitzen und die Auberginenwürfel darin kurz anbraten. Mit Kräutersalz und Pfeffer würzen und mit der Brühe ablöschen. Auberginenwürfel ca. 5 Minuten zugedeckt bei mittlerer Hitze dünsten. Danach überschüssige Brühe abgießen.

5 Rosmarinkartoffeln auf zwei Tellern verteilen und das mediterrane Gemüse daneben anrichten.

6 Für die Sauce die restliche Butter schmelzen lassen und mit Zitronensaft und Kräutersalz verquirlen. Zu dem Gemüse reichen.

TIPP Statt der Zitronen-Butter-Sauce die kalte, fettärmere Joghurt-Kräuter-Sauce (Seite 192) oder eine Tomatensauce (Seite 200) dazu reichen.

Forellentorte aus Quark-Öl-Teig

der Star auf jeder Party

ABENDESSEN
für 2 Portionen
dauert ca. 20 Minuten
+ ca. 60 Minuten Kühlzeit
+ ca. 25 Minuten Backzeit

200 g Dinkelmehl
½ TL Backpulver
100 g kalte Butter
100 g Magerquark
½ TL Meersalz
½ Bund Dill
3 Frühlingszwiebeln
4 geräucherte Forellenfilethälften
2 Eier
1 TL Kräutersalz
150 g Sojasahne

Außerdem
1 rundes Backblech à 32 cm Durchmesser

1 Das Mehl mit dem Backpulver mischen und mit Butter, Quark und Salz zu einem geschmeidigen Teig verkneten. Den Teig zu einer Kugel formen, in Frischhaltefolie wickeln und ca. 1 Stunde kühl stellen.

2 Backofen vorheizen auf 200 °C (Umluft 180 °C, Gas Stufe 3–4). Den Teig ausrollen und auf ein rundes Backblech legen, dabei einen Rand von ca. 3 Zentimeter hochziehen. Das Backblech in den heißen Backofen schieben und den Tortenboden 10 Minuten vorbacken.

3 In der Zwischenzeit Dill waschen, trockenschwenken und fein hacken. Frühlingszwiebeln waschen, putzen und in feine Ringe schneiden.

4 Drei Forellenfilethälften in grobe Stücke zerpflücken und auf dem vorgebackenen Teigboden gleichmäßig verteilen. Mit Dill und Frühlingszwiebelringen bestreuen.

5 Die Eier mit dem restlichen Forellenfilet, Kräutersalz und Sojasahne pürieren. Die Mischung über den Teig geben und gleichmäßig verteilen.

6 Die Forellentorte weiterhin bei 200 °C in 15 bis 20 Minuten fertigbacken.

INFO Durch das Vorbacken des Teiges wird sichergestellt, dass der Boden durchbackt und die Füllung einen schönen Rahmen vorfindet.

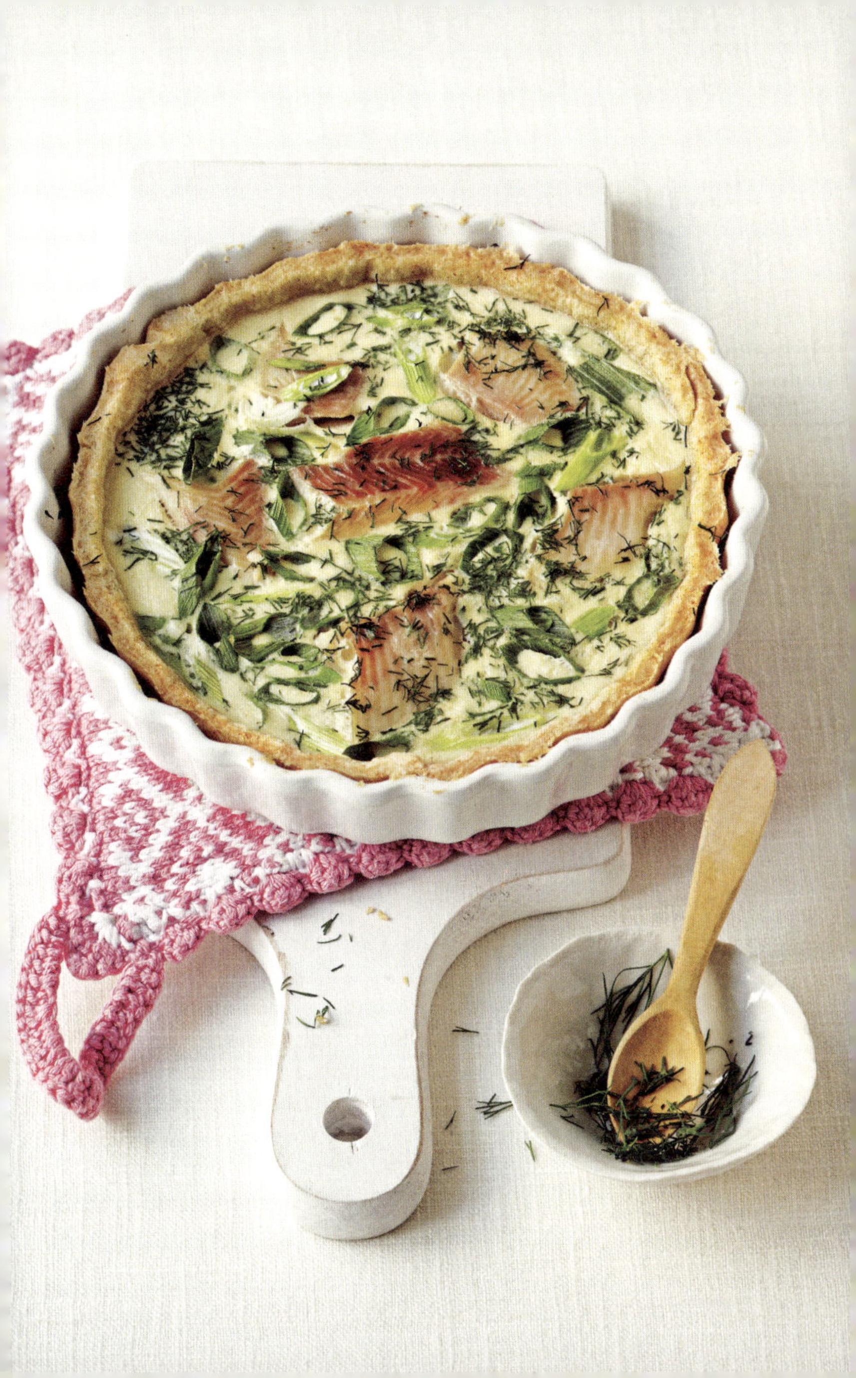

Köstliche Dinkelpizza

basisch kann so lecker sein (Foto)

ABENDESSEN
für 2 Pizzableche à 30 cm
dauert ca. 30 Minuten
+ ca. 30 Minuten Ruhezeit
+ ca. 25 Minuten Backzeit
½ Würfel frische Hefe oder
1 Tütchen Trockenhefe
1 Prise Rohrzucker
350 g Dinkel-Vollkornmehl
25 g Olivenöl, 1 TL Meersalz
2 Paprikaschoten,1 Zwiebel
250 g Champignons
3 Tomaten, 6 EL Tomatensauce
(siehe Seite 200)
1 EL Pizzagewürz
50 g geriebener Emmentaler

1 Hefe und Zucker in 200 Milliliter lauwarmem Wasser auflösen und ca. 10 Minuten quellen lassen. Mit Mehl, Öl und Salz verkneten. Den Teig ausrollen und auf 2 Pizzableche legen. 30 Minuten gehen lassen. Backofen vorheizen auf 200 °C (Umluft 180 °C, Gas Stufe 3–4).

2 Paprikaschoten waschen, putzen und in Streifen schneiden. Zwiebel abziehen und in dünne Ringe schneiden. Champignons waschen, putzen, Tomaten häuten und beides in dünne Scheiben schneiden.

3 Teigboden mit Tomatensauce bestreichen und mit Gemüse – Tomatenscheiben obenauf – belegen. Pizzagewürz und Käse darüber streuen. 25 Minuten backen.

Crêpes mit Fenchelgemüse

erfrischend gut

ABENDESSEN
ergibt 6 Crêpes
dauert ca. 40 Minuten
120 g Dinkel-/Weizenmehl
1 großes Ei, ¼ TL Meersalz
1 Prise Kurkuma, 1 Zwiebel
½ kleine Knoblauchzehe
2 Fenchelknollen
1 Stange Porree, 2 EL Olivenöl
¼ TL Fenchelsamen
1 Sternanis
150 ml Gemüsebrühe
1 TL Salz, Pfeffer, Muskatnuss
2 EL Sojasahne, Öl

1 Mehl, Ei, Salz, Kurkuma und 250 Milliliter Wasser verrühren. Teig mindestens 10 Minuten quellen lassen.

2 Zwiebel und Knoblauch abziehen und würfeln. Gemüse putzen, Fenchel quer in Streifen, Porree in Ringe schneiden. Öl erhitzen und Zwiebel und Knoblauch darin anschwitzen. Gemüse, Fenchelsamen und Sternanis zufügen. Mit Brühe ablöschen, aufkochen lassen und würzen. Zugedeckt bei mittlerer Hitze ca. 10 Minuten garen. Sternanis entfernen, überschüssige Brühe abgießen. Mit Sahne verfeinern. Eine Pfanne mit wenig Öl ausfetten und nacheinander 6 dünne Crêpes ausbacken. Die Crêpes mit dem Gemüse belegen und aufrollen.

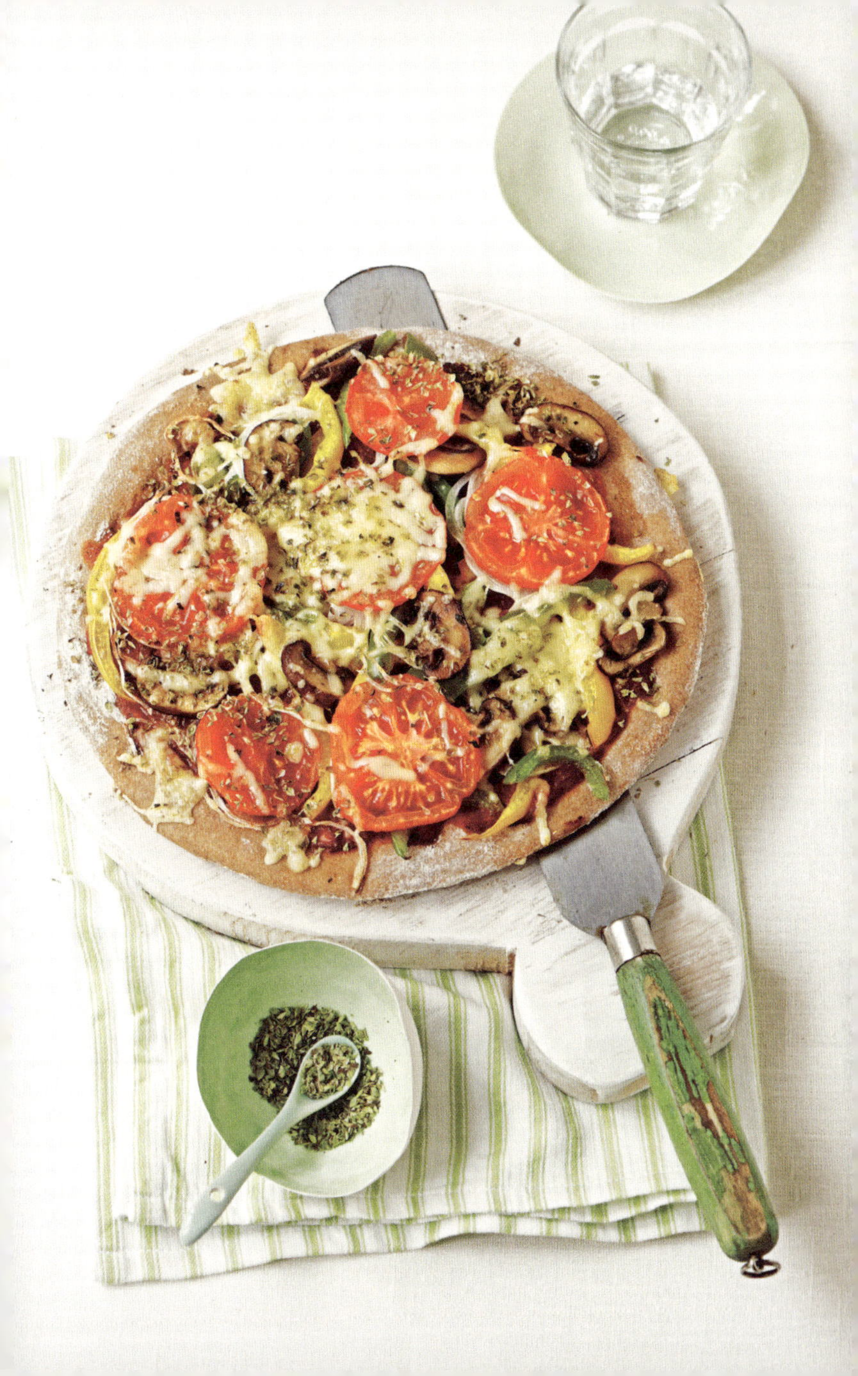

Variantenreiche Tomatensauce

begleitet viele Gerichte

SAUCEN
für 2 Portionen
dauert ca. 45 Minuten

Grundrezept
400 g Tomaten
100 g Möhren
60 g Sellerieknolle
1 dicke Zwiebel
1 Knoblauchzehe
3 EL Olivenöl
2–3 TL Rohrzucker
50 ml Gemüsebrühe
1 EL Kräutersalz
frisch gemahlener Pfeffer

Variante I
1 TL Sojasauce
3 Zweige frisches Basilikum

Variante II
50 g rote Linsen

Variante III
1 kleine Zucchini
Kräutersalz, Pfeffer
je 1 TL getrockneter Thymian, Rosmarin, Oregano

Variante IV
1 Peperoni
1 kleine rote Paprikaschote
je 1 Messerspitze Chili- und Paprikapulver

1 Für das Grundrezept Tomaten entstielen, kurz in kochendes Wasser tauchen, häuten und in Stücke schneiden. Möhren und Sellerie putzen, schälen und klein würfeln. Zwiebel abziehen und fein würfeln. Knoblauch durch eine Knoblauchpresse drücken. Öl erhitzen und die Zwiebelwürfel darin glasig anschwitzen. Knoblauch und Zucker zufügen und leicht karamellisieren lassen. Möhren und Sellerie zufügen und kurz mit anbraten. Mit der Brühe ablöschen und das Ganze 10 Minuten garen. Die Tomatenstücke dazugeben. Bei schwacher Hitze ca. 20 Minuten köcheln lassen. Fein pürieren und mit Salz und Pfeffer würzen.

2 Für Variante I die Tomatensauce mit Sojasauce und Basilikum in einem Mixer fein pürieren.

3 Für Variante II beim Ablöschen von Möhren und Sellerie die Linsen zufügen, mitgaren und mit den Tomaten pürieren.

4 Für Variante III Zucchini waschen, putzen und in kleine Würfel schneiden. Zu den Möhren und dem Sellerie geben und mitgaren. Mit Kräutersalz, Pfeffer, Thymian, Rosmarin und Oregano würzen. Nach Zugabe der Tomatenstücke weitergaren und im offenen Topf einkochen lassen. Nicht mehr pürieren.

5 Für Variante IV Peperoni und Paprikaschote waschen, putzen, klein schneiden und beim Zufügen von Möhren und Sellerie mit dazugeben. Die Sauce scharf abschmecken.

Helle Sauce

bringt viel Geschmack an jedes Essen

1 Gemüsesud von dem in Brühe gegarten Gemüse aufkochen lassen.

2 Mehl in 3 Esslöffel kalter Flüssigkeit anrühren und unter die heiße Brühe mischen. Aufkochen lassen, bis die Sauce andickt. Mit Gewürzen oder Kräutern verfeinern.

TIPP Machen Sie die Sauce mit 3 Esslöffel Sojasahne oder 1 Esslöffel Frischkäse etwas gehaltvoller. Sie können sie auch mit fein ausgesiebtem Weizen-, Dinkel- oder Reismehl bzw. mit 15 Gramm eiskalter Butter andicken. Kräuter und Gewürze passend auswählen.

SAUCEN

für 2 Portionen

dauert ca. 5 Minuten

200 ml Gemüsesud
(aus in Brühe gegartem
Gemüse, je nach Rezept)
1 EL Mehl
3 EL kalte Flüssigkeit
(Gemüsesud oder Wasser)
Gewürze oder Kräuter

Dunkle Sauce

sorgt für eine optimale Begleitung

1 100 Milliliter Brühe aufkochen, zur Seite ziehen und die Pilze darin 30 Minuten einweichen. Einweichwasser durch Abgießen auffangen. Pilze fein pürieren.

2 Champignons waschen, putzen und in Scheiben schneiden. 1 Esslöffel Öl erhitzen und die Champignonscheiben darin anbraten. Mit Kräutersalz würzen.

3 Zwiebel abziehen, fein würfeln und in dem restlichen Öl leicht braun werden lassen. Paprikapulver einrühren, kurz anschmoren und mit dem Einweichwasser ablöschen. Restliche Brühe mit dem Reismehl verrühren und zufügen. Alles erneut aufkochen lassen. Pilzpüree und Champignons zur Sauce geben.

SAUCEN

für 2 Portionen

dauert ca. 40 Minuten

200 ml Gemüsebrühe
10 g getrocknete Pilze
100 g frische Champignons
2 EL Olivenöl
Kräutersalz
1 Zwiebel
½ TL edelsüßes
Paprikapulver
1 TL Reismehl

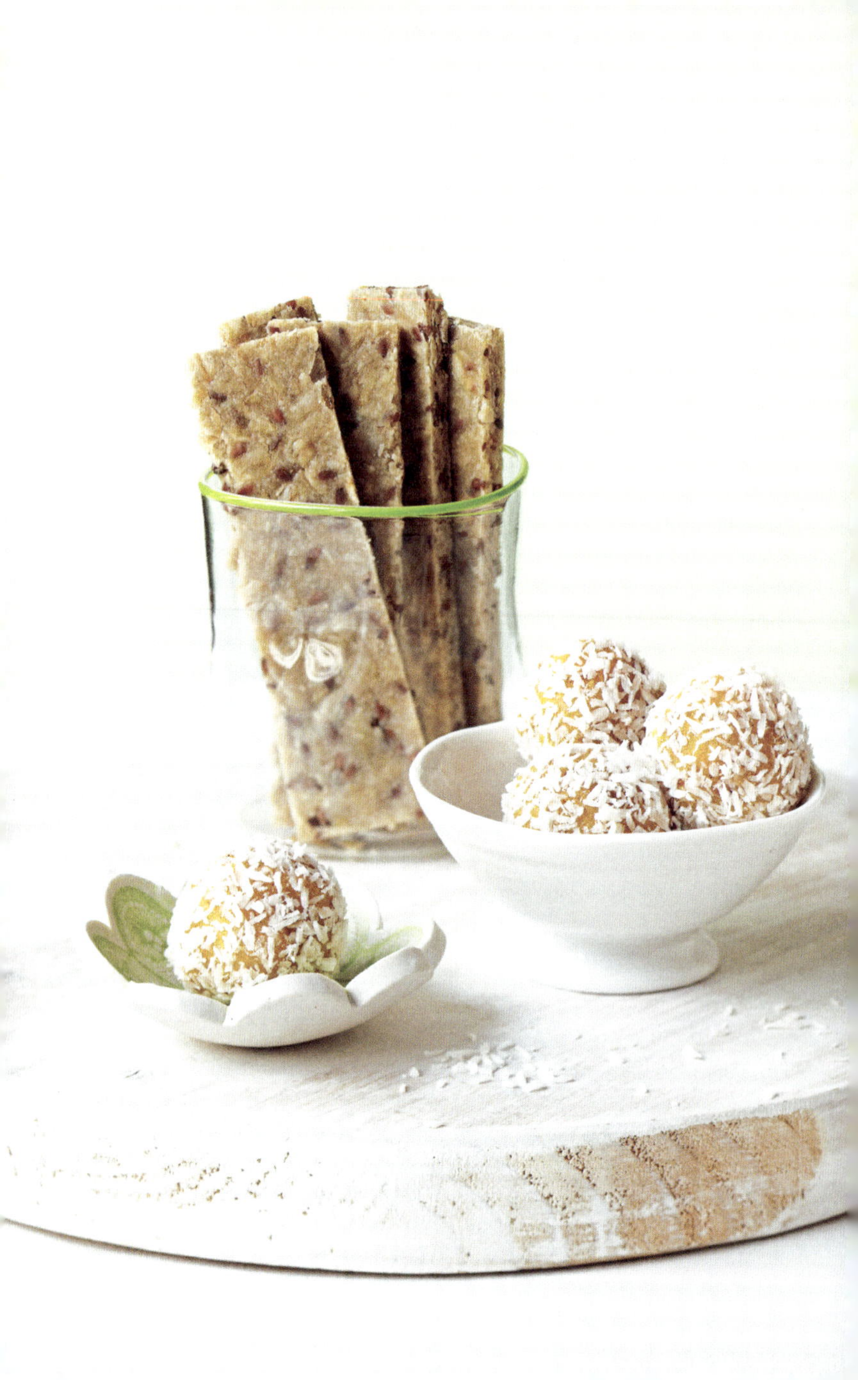

Fruchtige Knabberkugeln

machen satt und glücklich

1 Butter erhitzen und den Grieß unter Rühren darin anbräunen. Zur Seite nehmen, 400 Milliliter Wasser zugießen, zurückstellen und rühren, bis das Wasser aufgesogen ist. Zum Nachquellen beiseitestellen.

2 Datteln in 200 Milliliter Wasser aufkochen und auf der ausgeschalteten Kochstelle 10 Minuten quellen lassen. In einem Mixer pürieren. Marzipan zerbröseln und mit Dattelmus und Mandeln unter den Grieß rühren. Lauwarm abkühlen lassen. Honig bzw. Agavendicksaft und die Gewürze unterrühren. Weitere 15 Minuten abkühlen lassen.

3 Mit befeuchteten Händen walnussgroße Kugeln formen und diese in den Kokosraspeln, Mandeln oder in Sesam wälzen. Die Kugeln ca. 1 Stunde kühl stellen.

ZWISCHENMAHLZEIT

Ergibt ca. 60 Stück
dauert ca. 60 Minuten
+ 1 Std. Kühlzeit

2 EL Butter
200 g Weizengrieß/Maisgrieß
50 g getrocknete, entkernte Datteln
50 g Honig-Marzipan
50 g gemahlene Mandeln
2 EL Honig/Agavendicksaft
1/4 TL Zimtpulver
je 1 Messerspitze gemahlener Ingwer und Kardamom
1 Prise Meersalz
Kokosraspel, gemahlene Mandeln oder Sesam

Kernige Crunchyriegel

der geniale Energiekick

1 Cashew- und Sonnenblumenkerne in einer Küchenmaschine mahlen. Mit den Mandeln vermischen. Leinsamen, Honig, Haferflocken, Hafer und Öl dazugeben und alles zu einer geschmeidigen Masse vermengen.

2 Ein Backblech mit Backpapier auslegen und darauf die Masse 0,5 Zentimeter dick aufstreichen. Sollte sie hierfür zu fest sein, etwas Saft untermischen.

3 Das Backblech bei 60 °C in den Backofen stellen und die Masse 2 bis 3 Stunden trocknen lassen. Leicht abgekühlt in 3 x 8 Zentimeter große Riegel schneiden.

ZWISCHENMAHLZEIT

Ergibt 36–40 Stück
dauert ca. 10 Minuten
+ ca. 2–3 Std. Trockenzeit

50 g Cashewkerne
50 g Sonnenblumenkerne
50 g gemahlene Mandeln
25 g Leinsamen
80 g Honig
60 g Haferflocken
60 g gemahlener Hafer
1 EL Sonnenblumenöl
evtl. etwas Fruchtsaft

Gemüsesticks mit Avocadodip

gesund genießen

ZWISCHENMAHLZEIT
für 2 Portionen
dauert ca. 10 Minuten

20 cm Salatgurke
2 dicke Möhren
2 Stangen Staudensellerie

Für den Dip

1 reife Avocado
1 kleine Knoblauchzehe
Saft von ½ Limette
Kräutersalz
frisch gemahlener Pfeffer
je 1 Prise Cayennepfeffer und Chilipulver

1 Gurke waschen, quer halbieren und der Länge nach vierteln. Möhren waschen, schälen und ebenfalls der Länge nach vierteln. Sellerie putzen, die harten Fäden abziehen und waschen.

2 Für den Dip die Avocado halbieren, den Kern entfernen und das Fruchtfleisch aus der Schale löffeln.

3 Den Knoblauch abziehen und durch eine Knoblauchpresse zum Avocadofruchtfleisch drücken. Limettensaft zufügen und alles mit einem Pürierstab pürieren. Mit den Gewürzen abschmecken.

4 Die Gemüsesticks auf einem Teller anrichten und den Dip dazu reichen.

Scharfer roter Dip

regt gehörig den Stoffwechsel an

ZWISCHENMAHLZEIT
für 2 Portionen
dauert ca. 5 Minuten

75 g Tomatenpaprika (Glas)
¼ TL Kräutersalz
¼ TL brauner Zucker
1 Messerspitze Chilipulver
frisch gemahlener Pfeffer
1 TL Tomatenmark
½ TL Sojasauce
½ TL Balsamico-Essig

1 Die Tomatenpaprika aus dem Glas nehmen, auf ein Sieb geben und abtropfen lassen.

2 Tomatenpaprika mit allen restlichen Zutaten in einem Mixer pürieren.

TIPP Dieser Stoffwechselturbo ist als Brotaufstrich oder Dip der Hit. Man kann ihn auch gut mit ins Büro mitnehmen.

Fingerfood mit Kräutern

für den kleinen Hunger

1 Die Cocktailtomaten waschen. Die sauren Gurken abtropfen lassen. Die Chicoréeblätter waschen. Die Paprikaschote waschen, putzen und das Fruchtfleisch der Länge nach in Streifen schneiden.

2 Quark und Joghurt miteinander verrühren. Die Kräuter unterrühren und mit Salz und Pfeffer würzen.

3 Den Kräuterquark zu dem Gemüse reichen.

TIPP Fingerfood können Sie auch gut als Resteverwertung zubereiten, falls mal etwas Gemüse übrig geblieben ist.

ZWISCHENMAHLZEIT

für 2 Portionen

dauert ca. 10 Minuten

8 Cocktailtomaten
4 kleine saure Gurken
4 Blätter Chicorée
1 kleine Paprikaschote
4 EL Magerquark
1 EL Naturjoghurt
2 EL frisch gehackte Kräuter (z. B. Petersilie, Schnittlauch, Dill)
Kräutersalz
frisch gemahlener Pfeffer

Fernsehfutter

leicht, schlank und schnell zubereitet

1 Die Aprikosen vierteln und mit den anderen Trockenfrüchten, den Nüssen und den Samen in einer Schüssel vermengen.

TIPP Das Fernsehfutter auf 2 Portionen aufteilen und knabbern. Eventuelle Reste in einer luftdicht verschlossenen Dose aufbewahren.

ZWISCHENMAHLZEIT

für 2 Portionen

dauert ca. 5 Minuten

4 getrocknete Aprikosen
10 getrocknete Kokoschips
2 EL Sultaninen oder Rosinen
2 EL getrocknete Cranberrys
10 Haselnusskerne
8 Cashewkerne
6 Walnusskerne
4 Paranüsse
2 EL Sonnenblumenkerne
2 EL Kürbiskerne

Kokos-Bananen-Eis

kalter Genuss für Groß und Klein

DESSERT
für 2 Portionen
dauert ca. 10 Minuten
+ Quellzeit ca. 30 Minuten
+ Gefrierzeit ca. 2 Stunden

8 EL Kokosraspel
200 ml Kokosmilch
4 Bananen
1 EL Zitronensaft
2 EL Honig

1 Eine Pfanne ohne Fett erhitzen und darin 2 Esslöffel Kokosraspel kurz anrösten.

2 Kokosmilch aufkochen, die restlichen Kokosraspel dazugeben und auf ausgeschalteter Kochstelle ca. 30 Minuten quellen lassen. Anschließend in einem Mixer fein pürieren und abkühlen lassen.

3 Bananen schälen und grob stückeln. Bananenstücke, Zitronensaft und Honig zu der Kokosmasse geben und alles zusammen erneut pürieren. Die gerösteten Kokosraspel unter die Kokosmasse mengen.

4 Die Masse in eine tiefkühlgeeignete Form geben. Das Dessert im Gefrierfach ca. 2 Stunden gefrieren. Zwischendurch mit einem Schneebesen öfter umrühren, damit das Eis gleichmäßig gefriert.

Halbgefrorenes aus Ananas und Mango

putscht den Stoffwechsel auf

DESSERT
für 2 Portionen
dauert ca. 5 Minuten
+ Zeit zum Gefrieren

1 kleine reife Mango
75 ml Ananassaft
1 EL fettarmer Joghurt oder Sojajoghurt
1 TL Honig oder Agavendicksaft

1 Mango schälen und das Fruchtfleisch rund um den Kern abschneiden. Mangofruchtfleisch mit Ananassaft fein pürieren. Joghurt unterziehen und mit Honig oder Agavendicksaft süßen.

2 Das Dessert in eine tiefkühlgeeignete Schüssel geben und im Gefrierfach 2 bis 3 Stunden gefrieren. Zwischendurch öfters umrühren, damit sich eine schöne Kristallstruktur entwickeln kann.

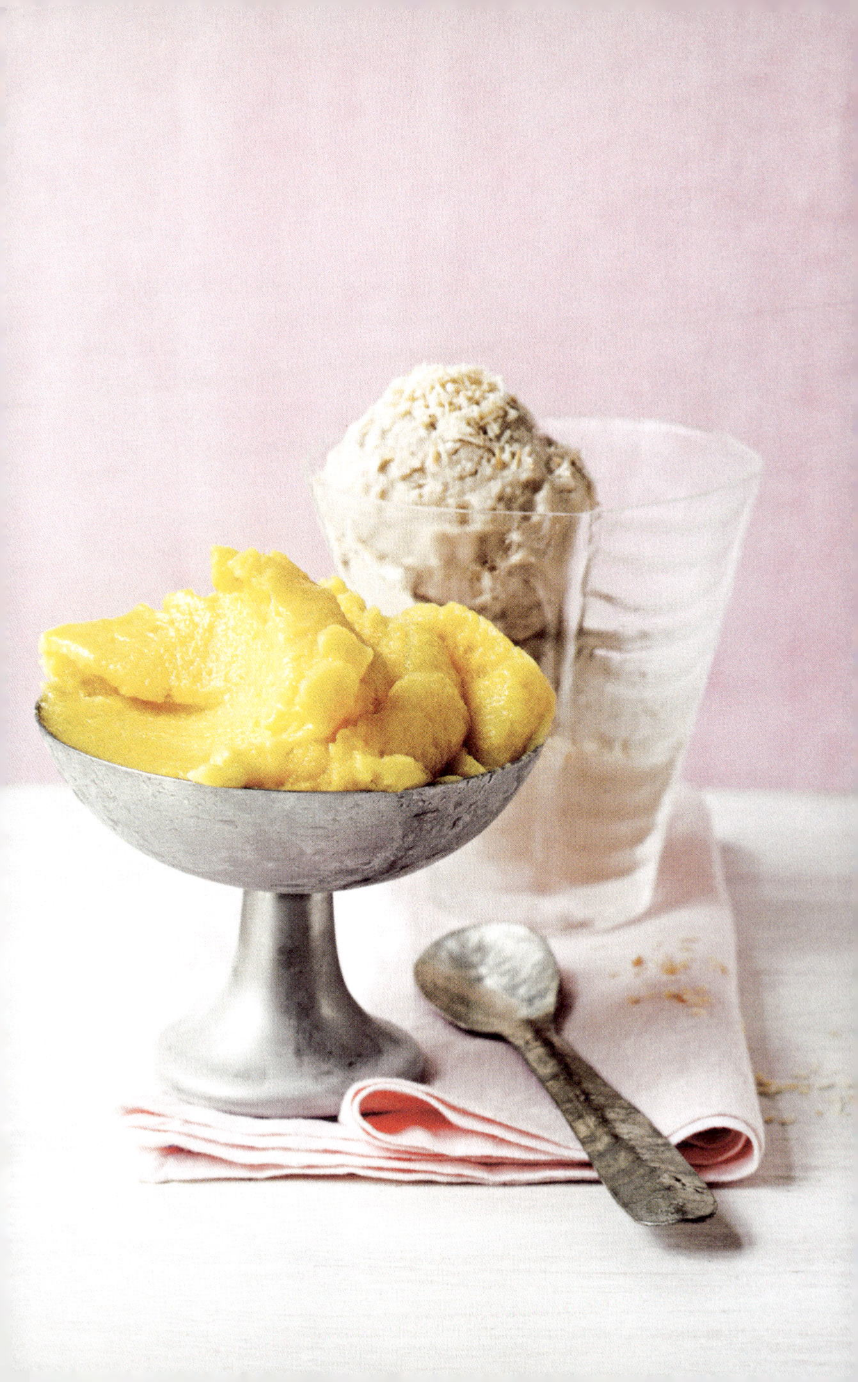

Kirschgrütze mit Vanillesauce

eine feine Sache

DESSERT
für 2 Portionen
dauert ca. 10 Minuten
+ Zeit zum Abkühlen

Für die Kirschgrütze
250 g Kirschen (Glas)
40 g Speisestärke
50 g Rohrzucker
½ Päckchen Vanillezucker

Für die Vanillesauce
¼ l Sojadrink
½ Päckchen Vanille-Puddingpulver
2 EL Rohrzucker

1 Die Kirschen auf ein Sieb geben und abtropfen lassen, dabei das Kirschwasser auffangen. 3 Esslöffel Kirschwasser mit der Speisestärke verrühren. Restliches Kirschwasser mit kaltem Wasser auf 150 Milliliter auffüllen und mit den Kirschen, Zucker, Vanillezucker und der angerührten Speisestärke in einem Topf unter Rühren aufkochen. Kirschgrütze in eine Schüssel geben und erkalten lassen.

2 Für die Vanillesauce 4 Esslöffel Sojadrink mit dem Puddingpulver und dem Zucker kalt anrühren. Den restlichen Sojadrink aufkochen, das angerührte Puddingpulver einrühren und aufkochen lassen. Sauce abkühlen lassen und zu der Kirschgrütze servieren.

Mandel-Carob-Creme

verleiht schmackhafte Energie

DESSERT
für 2 Portionen
dauert ca. 25 Minuten
4 Bananen
Saft von ½ Zitrone
2 EL Honig oder Agavendicksaft
1 EL Carobpulver
2 EL Mandelmus
70 g gemahlene Mandeln

1 Bananen schälen und in einen Mixer geben. Zitronensaft zufügen und die Bananen grob zerkleinern. Honig oder Agavendicksaft, Carobpulver und Mandelmus dazugeben und das Ganze fein pürieren.

2 Die Mischung in eine Schüssel füllen und die gemahlenen Mandeln unterheben.

3 Die Creme ca. 15 Minuten in den Kühlschrank stellen, damit sie etwas fest wird.

Schlusswort

Erreichen Sie Ihren Säure-Basen-Flow

Kennen Sie noch den Zustand, als alles in Ihrem Leben leicht von der Hand ging? Sie brachten Ihr Wohlfühlgewicht auf die Waage, waren leistungsfähig und voller Tatendrang?
Diese Augenblicke sind etwas Besonderes: Sie erbringen Höchstleistungen, ohne sich anzustrengen. Diese Glücksgefühle nennen Psychologen »Flow«. Im Flow ist der Körper basisch, gesund und leistungsfähig. Doch in den letzten Jahren war der Alltag anders: Hektik, Termine und Zeitdruck. Sie sind gefangen in einem Hamsterrad, der Flow-Zustand ist weit entfernt. Im Hamsterrad ist der Körper zu sauer, Sie sind unzufrieden, besonders mit Ihrem Gewicht. In dieser Zeit haben Sie einfach zu viele saure Dickmacher wie Schokolade, Fleisch, Wurst, Frittiertes, Kuchen, Sahneeis, Pizza & Co. gegessen. Sie kompensieren Stress mit Essen, um wenigstens für kurze Zeit ein Glücksgefühl zu erzielen. Der Körper gerät langsam immer mehr in die Übersäuerung und gleichzeitig ins Übergewicht, der Flow-Zustand rückt in noch weitere Ferne. Denn ein übersäuerter Stoffwechsel arbeitet zu langsam und ist blockiert. Es findet keine optimale Fett- und Kohlenhydratverbrennung statt. Sie haben durch die säurehaltige Ernährung der letzten Jahre nicht nur an Gewicht zugenommen, sondern Sie fühlen sich auch müde, energielos, depressiv und schlecht.

Um den Zustand des Flow immer wieder zu erreichen, brauchen Sie ein Säure-Basen-Programm, das Spaß macht. Legen Sie los, erreichen Sie wieder Ihren Säure-Basen-Flow, worauf warten Sie noch? Erklimmen Sie die Abnehmleiter zu Ihrem Wohlfühlgewicht! Ich wünsche Ihnen viel Spaß beim Kochen unserer leckeren basischen Rezepte und freue mich darauf, Sie auf Ihrem Weg der Entsäuerung persönlich kennenzulernen.

Herzliche Grüße
Ralf Moll

Sachregister

E

F

G

H

I

J

K

L

M

N

Rezeptregister

Widmung

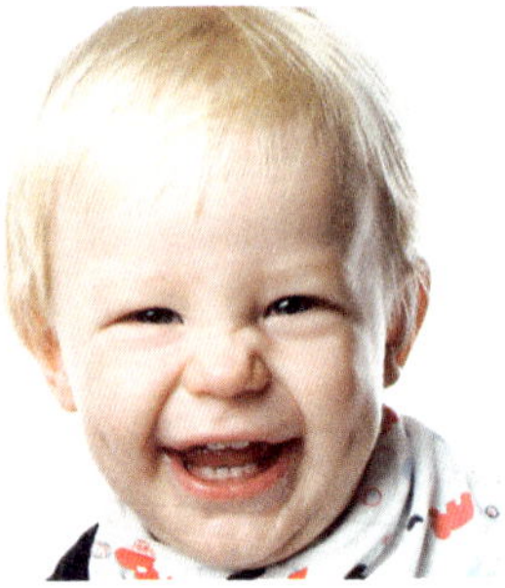

Dieses Buch widme ich meinem Patenkind Emil Anton Misgeld. Er zeigt uns jeden Tag, wie Lebensfreude, Begeisterung und Lachen möglich ist, ohne sich dabei anzustrengen. Er lebt im Säure-Basen-Flow.

Ralf Moll

Literatur

Moll, Ralf und Held, Gisela: Fasten für Berufstätige, Südwest 2014

Moll, Ralf und Held, Gisela: Früchtefasten, Trias Verlag 2016

Moll, Ralf: Individuell fasten, Südwest 2010

Moll, Ralf und Held, Gisela: Individuell entsäuern, Südwest 2015

Moll, Ralf: Suppenfasten, Trias 2007

Moll, Ralf: Brottrunk Natursaft für Stoffwechsel und Verdauung, Econ Verlag 2000

Moll, Ralf: Typgerecht fasten nach Moll, Sonderdruck, Heilpraxis-Magazin 4/2000, Staufen

Moll, Ralf: Schachmatt den Allergien, Schnitzer Verlag 1995

Worlitschek, Martin: Säure-Basen-Fitness, Haug 2005

Adressen

Fastenwanderzentrum Birkhalde

Ralf-Moll-Fastenseminare, Typgerecht Fastenwandern / Leitung: Dipl. oec. troph. Ralf Moll
Birkhaldenstr. 29
D-72172 Sulz a. Neckar
Tel. +49(0)7454 92790
Fax +49(0)7454 92791
info@typfasten.de
www.typfasten.de
www.Ralf-Moll.de
(Das Fastenwanderzentrum bietet einzigartig Suppen-, Früchte- und Saftfasten als typgerechte Fastenwanderseminare ganzjährig im Schwarzwald, in der Toskana sowie auf der kanarischen Insel La Palma an.)

Praxis für Ernährungsberatung

Gisela Held
Scheffelstr. 8
D- 72631 Aichtal-Grötzingen
Tel. +49(0)176 24874029
www.ernaehrungsberatung-held.de

Vitalife-Versand

Birkhaldenstr. 29
D-72172 Sulz a. Neckar
Info-Line: +49(0)7454 92790
Bestellfax +49(0)7454 92791
www.fasten-shop.de
(Der Säure-Basen-Versand: Säure-Basen-Produkte, wie Basenkomplex, hochwertige Bio-Speiseöle, Ralf Molls Fastensuppen für Zuhause etc.)

Kanne Brottrunk GmbH & Co KG

Bahnhofstr. 68
D-59379 Selm-Bork
Tel. +49(0)2592 97400
www.kanne-brottrunk.de
(Brottrunk, Energieriegel, Fermentgetreide)

Labor LS SE & Co. KG, Enterosan

Mangelsfeld 4
D-97708 Bad Bocklet
www.enterosan.de (Mikroökologische Stuhluntersuchungen)

Poster »Säure-Basen-Balance« zu bestellen unter www.fasten-shop.de